Roland Auer

Manuel du Passeur de Lumière

AF153335

Roland Auer

Manuel du Passeur de Lumière

Le travail de passeur d'âmes Ou comment aider les âmes perdues à rejoindre la Lumière et s'occuper des entités négatives

Éditions Vie

Imprint

Any brand names and product names mentioned in this book are subject to trademark, brand or patent protection and are trademarks or registered trademarks of their respective holders. The use of brand names, product names, common names, trade names, product descriptions etc. even without a particular marking in this work is in no way to be construed to mean that such names may be regarded as unrestricted in respect of trademark and brand protection legislation and could thus be used by anyone.

Cover image: www.ingimage.com

Publisher:
Éditions Vie
is a trademark of
Dodo Books Indian Ocean Ltd. and OmniScriptum S.R.L publishing group

120 High Road, East Finchley, London, N2 9ED, United Kingdom
Str. Armeneasca 28/1, office 1, Chisinau MD-2012, Republic of Moldova, Europe
Managing Directors: Ieva Konstantinova, Victoria Ursu
info@omniscriptum.com

Printed at: see last page
ISBN: 978-3-639-80397-6

Copyright © Roland Auer
Copyright © 2015 Dodo Books Indian Ocean Ltd. and OmniScriptum S.R.L publishing group

MANUEL DU PASSEUR DE LUMIERE

Le travail de passeur d'âmes
Ou comment aider les âmes perdues à rejoindre la Lumière et
s'occuper des entités négatives ?

D'après Roland AUER Guérisseur et enseignant en guérison naturelle, passeur d'âme.

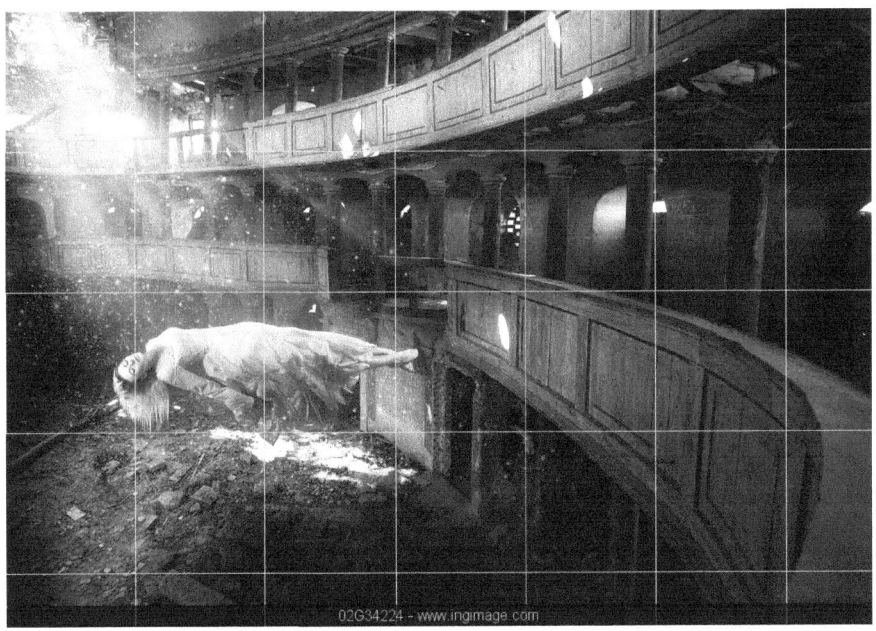

Remerciements

Tout d'abord, j'aimerais remercier notre Créateur Bien-Aimé et tous les Êtres de Lumière qui m'accompagnent depuis toujours.

Pour son amour, son soutien inconditionnel, ses encouragements, sa patience et sa collaboration qui m'ont permis de progresser dans ma quête spirituelle et d'être ce que je suis, j'exprime ici toute ma gratitude envers mon épouse et âme sœur Véronique.

Ma gratitude va aussi à mes enseignants Reiki, Gérard et Jeannine Bartholomé ainsi que Gabrielle Shüttler qui m'ont ouvert la voie vers de nouvelles dimensions spirituelles.

Un grand merci également à Omraam Mikhaël Aïvanhov mon guide spirituel, Doreen Virtue, Louise Hay, Wayne Dyer, Eckart Tolle, Joe Vitale, Dr Hew Len, Ronna Herman, Judy Hall, Esther et Jerry Hicks…et de nombreux autres dont les ouvrages m'ont tant apporté dans le domaine énergétique et spirituel.

De tout mon cœur, je remercie également mes enfants Pénélope et Mikhaël, ma chère maman et mon regretté papa, mes amis, tous mes stagiaires et tous mes patients sans qui je n'aurais pu mettre en pratique et recevoir tous ces enseignements que j'ai le grand plaisir de vous transmettre aujourd'hui.

Une mention particulière pour mon ami et frère de Lumière, Didier Combé, pour sa contribution à la rédaction du Guérisseur de Lumière et la diffusion des enseignements que j'ai reçus.

Avant-propos:

Bon nombre d'entre vous ont entendu parler de maisons ou de lieux hantés. Peut-être aussi avez-vous eu l'occasion de vivre des phénomènes étranges dans votre appartement, dans votre maison ou d'autres lieux : comme par exemple des craquements inhabituels, des bruit de pas, des voix, des ombres mouvantes, des sentiments de présences invisibles, peut-être en avez-vous même vues et mis cela sur le compte d'hallucinations, ressentis des courants d'air froid alors que portes et fenêtres sont fermées, etc. Vous avez vu ou l'on vous a rapporté que des objets se déplaçaient, se cassaient ou disparaissaient comme par enchantement, que des appareils tombaient en panne pour re-fonctionner subitement, des ampoules claquaient en série, et d'autres phénomènes inexpliqués,…la liste est longue.

D'autres encore ont vu la nuit l'un de leur proche décédé au pied de leur lit ou penché au-dessus d'eux comme pour leur parler ou encore dans d'autres endroits…vous avez eu peur ou pensé que votre imagination ou votre chagrin vous jouaient des tours : soyez rassuré tout cela est bien vrai, bien réel et vous n'avez aucune raison d'en avoir peur. Réjouissez-vous de savoir que la mort n'existe pas et que votre esprit, votre âme est immortelle !

De plus en plus d'émissions sont consacrées à ces étranges phénomènes et le sujet est traité avec plus ou moins de sérieux. La plupart du temps, le but recherché étant plus de faire sensation et de faire de l'audimat avec des histoires extraordinaires sans vraiment apportés d'explications plausibles et encore moins de solutions pour aider ceux qui sont les témoins pour ne pas dire les victimes de ces phénomènes qualifiés de paranormaux.

C'est entre autres pour ces raisons que j'ai décidé d'écrire cet ouvrage mais également et surtout pour rassurer le plus grand nombre d'entre vous en vous transmettant les connaissances et les méthodes appropriées pour faire face à ces situations singulières.

Tout ce que vous trouverez dans ce livre est à la portée de chacun d'entre vous, c'est pour « monsieur et madame tout le monde » comme on dit couramment. Aucune formation spécifique n'est requise. Vous trouverez des solutions et des actions simples à mettre en œuvre pour remédier à la plupart des cas que vous rencontrez.

 Ces écrits s'adressent également aux thérapeutes, aux voyants, aux médiums et autres praticiens conventionnels ou non pour leur donner des outils leur permettant d'aider ceux qui en ont besoin.

Pour quelles raisons les esprits des personnes décédées restent-elles sur Terre ?

Depuis bien des années déjà, j'ai pu constater ô combien bon nombres de nos chers disparus continuent encore à rester sur Terre après avoir quittés leur véhicule physique au lieu de passer directement dans la Lumière. Certains sont là depuis des siècles et ne savent même pas qu'ils ont le choix de se rendre dans de merveilleuses dimensions de paix et d'amour où ils retrouveront tous ceux qu'ils ont aimés et qui les ont aimés à travers toutes leurs incarnations terrestres et extraterrestres. L'esprit privé de corps a besoin de trouver de l'énergie pour se maintenir sur le plan terrestre. Il n'a pas d'autre alternative que de la prendre chez les « vivants », ce qui n'est pas sans conséquence pour l'humain incarné.

Ils n'ont pas conscience de perturber les humains incarnés de différentes manières :

- en se nourrissant de leur énergie les rendant ainsi malades à la longue,

- en prenant possession de leur corps pour continuer à « vivre » à travers eux pour différentes raisons (profiter des jouissances terrestres (vin, alcool, drogue, sexe, etc.)

4

- ou encore se mêler de leur vie en agissant à travers eux pour aider un proche ou se venger par exemple.

- en squattant leur ancien lieu de vie estimant que leurs biens leur appartiennent toujours (cf. maison hantée) : ils restent ainsi attachés à la maison ou l'appartement familial, leur voiture, leurs collections, etc.

Au fil du temps, j'ai pu constater par ma pratique de thérapeute que dans de nombreux cas les problèmes ou maladies déclarées chez mes patients étaient causés par la présence d'une ou plusieurs âmes. Après libération de ces dernières, ils pouvaient rapidement recouvrer une bonne santé et une vie normale. Certaines maladies qualifiées de « graves », « d'incurables » ou « d'orphelines » ainsi que des troubles de la personnalité étaient en fait la conséquence de la présence d'âmes perdues qui s'accrochaient à eux. N'allez pas en conclure que c'est toujours le cas mais autant acquérir les connaissances requises pour pouvoir le vérifier surtout lorsque nous exerçons en tant que thérapeutes conventionnels ou non.

Les raisons pour lesquelles les âmes désincarnées persistent à vouloir rester sur les plans terrestres sont nombreuses. En plus de celles précitées en voici quelques autres :

- ne savent pas qu'elles sont décédées
- ne croient pas qu'il y ait une vie après la mort
- état de choc dû à une mort brutale
- peur de ce qui les attend
- tristesse et chagrin des proches qui les retient
- croyance religieuse : enfer /paradis « donc comme j'ai péché, je reste ici plutôt que d'aller en enfer », ou encore totalement athée, « je ne crois pas aux anges ou en Dieu, qu'est-ce que je fais ?»
- peur de laisser ses proches (mari, femme, enfants) ou volonté de vouloir contrôler leurs vies

- promesse faite de son vivant, par exemple : « je serais toujours là pour toi »
- souffrance intérieure, remord, rancune, etc.
- ignorance, manque de connaissances justes.
- ne désirent pas renoncer à leur dépendance terrestre : tabac, alcool, drogue, bistrot, discothèque, sexe, jeux, etc…

Cette liste n'est pas exhaustive bien entendu, c'est juste pour vous donner un aperçu. Nous allons voir ensemble quelques-unes des méthodes à notre disposition pour libérer ces âmes et comment gérer les entités et les esprits de la nature à leurs côtés. Les méthodes que nous emploierons font appel à une collaboration avec les Êtres de Lumière ainsi que du Divin et certains esprits de la nature, l'utilisation de rituels, de prières et de pierres puisque la lithothérapie fait partie de mes outils de guérison. Nous verrons également comment mettre en place des protections aussi bien pour nous que pour les autres, mais aussi pour les lieux d'habitations. Egalement comment faire tout cela sans risques en toute sécurité.

Veuillez noter que ce manuel ne fait référence à aucune religion ou secte mais uniquement au travail avec l'Esprit et les énergies bienfaisantes de l'univers.

A qui s'adresse ce manuel ? A vous tous !

- si vous voulez savoir comment vous préserver ainsi que vos proches de tout problème causé par les esprits de personnes défuntes.

- Si vous vous sentez appelés par le besoin d'aider les autres qu'ils soient « vivants » ou « morts ».

- si vous êtes dans la thérapie pour vous donner les moyens de pouvoir aider les autres à guérir lorsque les traitements restent sans effets parce que la cause première est ailleurs…

- si vous exercez en tant que médium, cartomancien(e), voyant(e), etc.

Durant mes formations, je me suis aperçu que certains stagiaires avaient peurs d'être confronter ou d'affronter ce genre de situations et qu'ils préféraient ne pas avoir affaire aux âmes errantes. Mais ce n'est pas en fermant les yeux que ce phénomène naturel disparaîtra de notre vie. De surcroît c'est également oublier que ces âmes ne sont pas des fantômes indésirables mais des esprits vivants comme nous tous. Simplement, ils n'ont plus de corps puisque l'heure de retourner sur les plans de Lumière est arrivée.

Largement entretenue par certaines séries TV, documentaires paranormaux et autres films frissons, cette peur ancestrale est compréhensible mais disparaît une fois certaines connaissances acquises car la vérité est ailleurs comme le disait si bien Mulder (cf. série X Files). Les peurs ne sont que des mise en garde de notre mental pour nous protéger d'un danger éventuel mais incertain. La majorité des gens craint ce qu'elle ne connaît pas, ce qu'elle ne s'explique pas encore par des suppositions effrayantes que leur souffle leur mental et essentiellement par manque de connaissances. Vous comprendrez je l'espère qu'il est préférable et souhaitable de savoir comment se comporter avec nos frères et sœurs qui n'ont plus leur place sur le plan terrestre que de faire l'autruche car ils sont bien là que nous le voulions ou pas.

Où se trouvent les âmes errantes ?

Les âmes peuvent aller n'importe où comme bon leur semble : par conséquent, elles peuvent être partout ! Les endroits qu'elles privilégient sont les lieux qu'elles avaient l'habitude de fréquenter de leur vivant (certaines ne quittent pas leur maison ou leur appartement car elles s'y sentent en sécurité et y sont attachés.)

En général, elles aiment bien les lieux publics : magasins, commerces en tout genre, bars, discothèques, restaurants, salle de spectacles, hôpitaux, cliniques, cimetières, écoles, etc. et aussi sur internet, les jeux vidéos…eh oui ! Elles profitent de nos nouvelles technologies pour voyager plus rapidement et trouver facilement les personnes avec qui elles ont des points communs. Elles restent aussi souvent sur les lieux où elles ont perdues la vie, ce qui explique que bon nombre d'entre elles se trouvent encore par exemple sur les champs de bataille bien des années ou des siècles plus tard ! (J'ai déjà libérés des gaulois et des romains dans la région notamment au Mont Saint Odile pour ceux qui connaissent la région Alsace.)

Pourquoi cela me direz-vous, pour la bonne raison que n'ayant plus de corps physique pour leur donner l'énergie permettant de vivre sur Terre, elles sont obligées de la prendre régulièrement chez ceux qui sont encore incarnés.

Comment les détecter ?

Nombreuses sont les façons de les détecter et cela dépend aussi des facultés de ressenti et d'attention de chacun. Certains d'entre nous peuvent sentir leur présence sans les voir mais savent intimement qu'il y a quelqu'un d'invisible à côté d'eux ou dans la pièce. D'autres peuvent les voir et pensent probablement être sujet à des hallucinations et n'osent en parler de peur de passer pour des fous. Les âmes peuvent vouloir se manifester car elles ne comprennent pas pourquoi nous ne les entendons pas ou ne les voyons pas et elles désirent communiquer avec nous. On peut parfois ressentir un courant d'air froid lorsqu'elles nous frôlent, entendre des bruits de pas, voir la lumière vacillée ou encore voir le fonctionnement de nos appareils ménagers et électriques tomber en panne ou se comporter anormalement. Certaines peuvent émettre des craquements dans les murs, déplacer des objets, les faire disparaître, etc...la liste pourrait être longue et ce ne sont pas là les meilleurs moyens pour certifier de leurs présences car bon nombre de ces phénomènes peuvent avoir une cause tout à fait rationnelle.

Pour ma part, je préconise 2 types de détection : la radiesthésie et nos capacités extrasensorielles. Bien que les 2 soient données à tout le monde, la première reste la plus accessible rapidement et l'autre varie selon chaque individu. Nous allons d'abord parler de la radiesthésie en l'occurrence du pendule.

Détection avec le pendule

Pour déterminer si une personne ou un lieu est hanté par une ou plusieurs âmes désincarnées, il suffit de mesurer le taux vibratoire. Actuellement, lorsqu'un taux vibratoire autrement dit la mesure énergétique est inférieure à 2000 unité Bovis, cela nous indique la présence éventuelle d'une ou plusieurs âmes voir d'entités négatives ou disqualifiées. Il suffit ensuite de poser la question aux Êtres de Lumière pour savoir si nous sommes en présence d'une ou de plusieurs âmes, d'entités ténébreuses ou d'entités disqualifiées (en général ce sont des esprits de la Nature, victimes d'altérations induites volontairement ou pas par les humains). Les entités ténébreuses quant à elles peuvent être également créées ou générées par l'homme (magie noire par exemple) ou faire partie dès le départ de ce que l'on appelle en spiritualité « le côté obscur ».

Je vous rappelle qu'il est important au préalable de se placer sous la protection et la guidance divine avant d'interroger un pendule et aussi de demander si nous y sommes autorisés. L'autre question à poser est de savoir si cela est sans danger et si c'est le bon moment. Ces précisions sont données car certains enseignements de radiesthésie n'en font nullement état au détriment des novices qui apprennent ensuite par expérience que l'on ne pratique pas cet art sans certaines précautions.

Revenons à nos mesures radiesthésiques : pensons à mesurer le taux vibratoire (TV) à différent moment par exemple au moment présent et demander quel était le TV la nuit à une heure donnée. Par exemple si votre patient vous indique qu'il est réveillé toutes les nuits à 3h30, vérifier son TV à cette heure-là par exemple. Vérifiez aussi le TV de son appartement ou de sa maison, voir de son lieu de travail. Mesurez le TV de chaque pièce, couloir, dépendance (garage, cabane de jardin, etc.), cave et grenier s'il y a lieu. Ceci pour déterminer où se sont réfugiés les âmes ou les entités.

NB : pour les mesures de TV, laissez le pendule osciller durant un certain temps pour pouvoir constater d'éventuelles alternances. Par exemple un taux variant de 4000 à – 6000 UB (unités Bovis) indique non seulement un problème d'ordre paranormal mais également la présence d'une cheminée cosmotellurique (en fait 2 car elles sont toujours en couple). Les cheminées cosmotelluriques ainsi baptisées par les géobiologues sont en fait des Esprits de la Nature donc des Êtres vivants qui prennent en charge les âmes errantes et autres entités pour leur transmettre l'énergie de vie nécessaire à leur survie. Elles évitent ainsi aux humains d'être rapidement complètement dévitalisés par ces entités et par conséquent de les maintenir en vie. La libération des âmes et le travail sur les entités sera alors suivi par une guérison de nos amis de la Nature qui s'en sont chargés un moment donné. Nous verrons dans les chapitres suivant les différentes méthodes à utiliser.

Passons à présent en revue nos principales capacités extrasensorielles pour déterminer la présence d'entités.

NB : le terme « entités » est employé pour parler de manière générale des esprits telles les âmes, les esprits de la nature, les démons, etc. Définition du Larousse : Chose considérée comme un être ayant son individualité.

Détection grâce à nos capacités extrasensorielles : Les 4 canaux de communication avec le Divin et le monde invisible :

Avant-propos :

Voici un chapitre très important concernant le moyen de communiquer avec le monde invisible.

Nous avons tous été créés, avec la possibilité de communiquer avec le monde divin principalement de quatre manières possibles. Ce type de capacité est souvent qualifié de capacités extrasensorielles.

Ce sont en fait des antennes énergétiques qui nous relient à la divinité en nous mais également à tous les êtres de l'univers qu'ils soient incarnés ou non.

Tout le monde possède en lui ses quatre moyens de communiquer. Simplement ils ne sont pas tous développés à un même degré chez chacun d'entre nous. La plupart du temps seuls un ou deux de ces canaux sont en activité.

Description :

Le premier canal est celui de la clairconnaissance. Ce centre est situé au niveau du chakra couronne. C'est le fait de savoir, de connaître, d'avoir des informations sans aucune source extérieure. Nous avons la certitude que nous avons une information juste et vraie alors que rien ne peut nous y conduire par une réflexion intellectuelle par exemple, une déduction ou par le souvenir de quelque chose que nous avons lu, vu ou entendu. Ce phénomène est courant simplement la plupart des personnes ne s'aperçoive pas de cette faculté et mettent cela sur le compte du hasard ou d'une coïncidence. On peut aussi appeler cela l'intuition juste.

Grâce à ce canal, nous pouvons savoir instantanément tout ce que nous désirons pour peu que nous fassions taire le mental avec ses doutes et ses craintes. Il suffit de s'exercer à être dans le moment présent là où le mental est absent.

Le second canal est celui de la clairvoyance.

C'est sans doute la faculté extrasensorielle la plus connue et son centre se situe au niveau du troisième œil. C'est la capacité de visualiser et de recevoir des images pour nous informer de quelque chose que nous avons besoin de savoir, en général en provenance du futur mais cela peut également provenir du passé d'autres personnes, de lieux ou d'objets et ce, sans que personne ne nous est informée de ce que nous voyons.

C'est également la capacité de voir ce qui invisible à nos yeux physiques. Cette faculté lorsqu'elle est développée (chacun peut la développer, soyez rassurés !) nous permet de voir par exemple aussi bien les âmes, que les Anges et toutes sortes d'esprits, l'aura, les méridiens, l'intérieur du corps, les énergies et leur couleur, ce qui est dans le sous-sol, etc.

Cette faculté est innée dès la naissance et nous la perdons vers l'âge de 5-7 ans en raison des adultes qui nous affirment que c'est notre imagination, que ce que nous voyons n'existe pas. Pour cette raison nombreux sont les enfants qui ont peur du noir car ils voient les âmes errantes, les entités ténébreuses (pas marrant) mais aussi les Êtres de Lumière, les fées, les gnomes, etc.

Le troisième canal est celui de la clairaudience. Les centres de la clairaudience sont situés au niveau des chakras des oreilles qui sont placées respectivement au milieu de chacun de nos sourcils. Cette capacité est particulièrement développée chez beaucoup d'entre nous car nous entendons tous des voix dans notre tête la plupart du temps il s'agit de la voix de notre mental ego qui nous cause tant de problèmes dans notre vie en nous suggérant en permanence des peurs, des doutes, et autres mal- créations qui nous déconnectent de la vérité et du divin. C'est le bavardage incessant dans notre tête qui nous domine lorsque nous sommes inconscients, c'est-à-dire déconnecté de notre Moi supérieur (notre Esprit, la Présence Divine). Ceci se produit lorsque nous ne sommes pas conscient du moment présent, c'est-à-dire attentif uniquement à ce que nous sommes en train de faire, au ressenti de notre corps et de tout ce que nous touchons, voyons, sentons sans émettre de jugement, simplement en restant observateur. (Lire « Le pouvoir du moment présent » d'Eckart Tolle.)

Nous comprendrons tous aisément l'intérêt que nous aurons à distinguer la voix du mental de toutes les autres sources possibles et particulièrement celle de la divinité en nous, des êtres de lumière et de tous les esprits bienveillants de l'Univers. Il nous suffit ensuite de vouloir faire le bon choix, c'est-à-dire nous en remettre entièrement à notre partie Divine, ce que nous sommes réellement et non pas notre mental-ego qui veut tout contrôler en vivant dans le passé et en imaginant un futur négatif la plupart du temps, en faisant des suppositions et des jugements mais surtout en entretenant des peurs irraisonnées, affaiblissantes et bloquantes.

Pour ma part, j'ai noté que dans le domaine de la clairaudience, nous avons différents canaux empruntés soit par le mental, les esprits défunts, les entités ténébreuses, le Divin et les Êtres de lumière et les esprits de la nature pour faire court.

Le plus simple est d'utiliser un pendule et de dessiner sur une feuille de papier les contours de votre tête incluant le cou. Sur le dessin convenez du côté droit et gauche selon que vous situez la tête de face ou de dos. Ensuite demandez au pendule de vous indiquer le canal emprunté par :

1. Le mental
2. Les esprits défunts rattachés à la Terre
3. Les esprits défunts actuellement dans les plans de Lumière (proches, famille, amis, etc.)
4. Les entités ténébreuses
5. Le Divin
6. Les Êtres de lumière
7. Les esprits de la nature

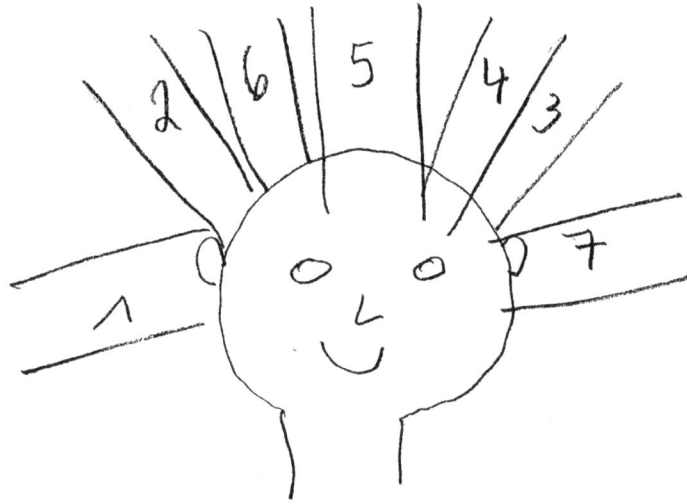

Vous aurez par exemple : le mental à gauche au niveau de l'oreille, les Êtres de lumière en haut à droite, etc.

Sachant cela il vous suffit ensuite d'être à l'écoute et d'observer d'où vient la pensée ou la voix…

Le quatrième canal est celui de la clairsentience (ou clair ressenti). Le chakra cœur en est le centre. C'est la capacité de sentir les choses avec notre corps, nos émotions. Notre corps devient alors une référence, un indicateur de vérité. Lors d'une rencontre avec une personne, nous pouvons ressentir un bien-être ou un mal-être en fonction de ce qu'elle dit ou fait et nous savons ainsi s'il s'agit de la vérité ou non. Bien souvent même sans qu'elle prononce un mot, nous avons déjà une impression qui nous indique si elle est de confiance ou non, s'il est en dépression, si elle a de mauvaises intentions, etc. Nous pouvons également ressentir les énergies d'un lieu : lorsqu'elles sont positives et élevées, nous nous sentons bien, dans le cas contraire, nous sentons une oppression, une sensation désagréable…de même qu'en touchant un objet pour autre exemple. Cela est probablement arrivé à la plupart d'entre nous, sans savoir qu'il s'agissait d'une de nos capacités extrasensorielles.

Concernant le ressenti d'une présence invisible (entité), celle d'un ange ou d'un Être de Lumière nous procure toujours un grand bien-être, celle d'une âme errante un mal-être ou du moins un inconfort. Chacun de nous est doté de capteurs sur le corps physique qui immanquablement nous indiquent une présence indésirable (âme ou entité) et se manifestera toujours au même endroit précis. Pour exemple : personnellement, je ressens comme une barre en forme de boomerang à l'arrière de la tête lorsque je suis en présence d'une ou quelques âmes errantes et lorsqu'elles sont très nombreuses, je ressens comme une brûlure dans les poumons. Véronique mon épouse ressent instantanément comme une migraine qui ira en s'accentuant si elle ne réagit pas rapidement en libérant les âmes. Parmi mes stagiaires, certains ressentent une barre dans le bas du dos, d'autres une douleur à la rate, d'autres encore des crampes au ventre, d'autres une oppression dans la nuque, d'autres encore une sensation de froid dans le bras, etc...tous ressentent également rapidement une sensation de fatigue soudaine. Ces différents symptômes dont nous ignorions l'origine au départ sont à prendre en considération pour savoir à coup sûr que nous avons un travail de passeur d'âme à accomplir.

La clairsentience autrement dit la sensation, le ressenti est le mode le plus courant qu'utilise notre Moi Supérieur pour communiquer avec nous.

Dans le cadre de la clairsentience, on peut rajouter l'odorat. Certains peuvent sentir des parfums agréables en présence d'Êtres de Lumière ou des odeurs désagréables liés à la présence d'entités invisibles néfastes. Par exemple, l'Être de Lumière Marie dégage souvent une odeur de rose.

Activation des 4 canaux :

Il existe de nombreuses manières d'activer ces 4 canaux. Le travail le plus important à mes yeux est de travailler quotidiennement sur la purification et le rechargement de nos 7 chakras principaux et aussi des chakras des sourcils.

Par exemple, nous pouvons le faire soit en autotraitement énergétique, soit avec des cristaux (7 pierres de couleur différente pour chaque chakra, il existe des sets de pierres pour chakras que l'on peut utiliser à cet effet) ou encore par un travail de méditation.

Nous pouvons également en faire la demande aux Êtres de Lumière ou aux esprits bienveillants de la nature. Il suffit de s'asseoir ou se coucher confortablement et laisser faire durant quelques minutes jusqu'à ce que nous ressentions que le travail est terminé.

Il m'arrive souvent lorsque je me promène dans la nature de demander aux dévas et aux fées de m'harmoniser et de me purifier. Je rentre ragaillardi et mes sens sont plus aiguisés.

Le plus important est de se maintenir dans le moment présent, libéré du mental et en connection parfaite avec notre Moi Supérieur. Ainsi nous sommes automatiquement à même d'utiliser nos capacités dites extrasensorielles. Je tiens à préciser qu'il ne faut pas s'attendre à quelque chose de comparable à nos sens physiques ordinaires et de la sorte nous ne passerons pas à côté des informations que nous transmet notre Moi Supérieur et tous ceux qui nous aident depuis les plans de lumière. Pour vous expliquer cela, je dirais qu'il ne faut pas s'attendre par exemple à ce que la clairvoyance se manifeste de la même manière que notre vision physique. Ce ne sont pas des visions 3D similaires à ce que nous voyons en temps normal mais plutôt quelque chose qui participe à la fois d'une connaissance (information) et d'une vision de forme vaporeuse plus ou moins nette selon les moments. Nous regardons avec notre 3ème œil et nos yeux physiques ne sont pas requis pour voir, il convient de les laisser en mode flou (pas de focalisation, de mise au point) et alors nous pouvons percevoir ce qui est autour de nous ou devant nous. Si nous observons une entité Lumineuse, un Archange par exemple, nous verrons une forme dessinant la silhouette et parfois un visage assez net et recevons en même temps l'information (ou pas) de qui il s'agit. La clairvoyance diffère d'une personne à l'autre et varie selon les moments. Avec de la pratique, il semble que notre cerveau finisse par intégrer ce nouveau type de visions en les rendant de plus en plus nettes. Chez certains d'entre nous elles sont dès le départ très nettes mais il est difficile de comparer ce que chacun voit et de quelle manière.

Pour la clairaudience, c'est pareil, la plupart d'entre nous s'attende à entendre systématiquement une voix leur parler dans l'oreille par exemple. Or ce n'est pas ainsi que cela arrive : c'est davantage un message que nous recevons qui se traduit ensuite en pensée dans notre tête ou encore sous forme d'une connaissance soudaine que nous pouvons exprimer par des mots. Ces quelques exemples pour vous aider à comprendre qu'il est préférable de ne pas tenter d'imaginer ce qu'est la clairvoyance, la clairsentience, la clairaudience ou la clairconnaissance mais d'être simplement réceptif et prêt à faire une expérience de quelque chose d'inconnu. Lorsque nous parvenons à nous libérer totalement du mental lors de ses expériences, tout se passe admirablement bien.

Obstacles au bon fonctionnement de nos capacités extrasensorielles :

Il peut y en avoir plusieurs. Nous commencerons par nous occuper de ceux provenant de nos vies antérieures et de notre enfance. Durant nos nombreuses incarnations, nous avons déjà eu l'occasion de bénéficier pleinement de nos capacités divines et nous ne les avons pas toujours utilisées à des fins louables autrement dit en désaccord avec la volonté divine qui est pur amour. Certaines de ces expériences nous ont amenés à ne plus vouloir les utiliser par peur de nuire ou pour se punir…certaines personnes ont également pu nous jeter des sorts ou des malédictions pour nous en priver. Il nous appartient dès lors de demander au Créateur ou à ses serviteurs de nous libérer de tout ce qui peut empêcher depuis le début de notre création de pouvoir récupérer pleinement notre potentiel divin. Pour cela une simple demande sincère est suffisante mais il convient d'être spécifique. Il existe également des rituels pour se faire (dépactisation, coupure des liens karmiques, désimplantation, etc.) que l'on trouve à présent facilement sur le net : laisser votre intuition vous guider. L'intention et le vouloir sont suffisants la plupart du temps.

Il est également possible de faire une demande pour révoquer tous les serments, vœux et pactes fait dans nos vies précédentes pour ne plus utiliser nos dons divins.

La plupart d'entre nous ont du mal à utiliser leurs capacités extrasensorielles en raison de leurs croyances conscientes ou inconscientes. « Il me faut du temps pour développer mes capacités », « je ne vois rien », « je n'entends rien », « j'ai peur de voir », « je ne suis pas doué », etc. Il convient de déterminer ces différentes croyances limitatives pour les remplacer par une autre plus adéquate.

Un autre obstacle est le bien sûr le mental-ego qui a peur de perdre la première place car il pense qu'il est indispensable qu'il régisse nos pensées, nos actes et ceux des autres. Il désire nous maintenir dans le limité au lieu de s'ouvrir à l'illimité et au monde de tous les possibles. Il incombe dès lors à chacun de nous d'être vigilant et de distinguer qui prend les décisions en nous. Plusieurs méthodes pour y parvenir sont enseignées actuellement (confer Doreen Virtue, Eckart Tolle, Dr Wayne Dyer, Don Miguel Ruiz, Un Cours en Miracles, etc.).

D'autres obstacles font référence à notre mode de vie :

Nous sommes invités à nous reposer suffisamment, s'amuser, rire, faire la fête, être en contact quotidien avec la nature, faire de l'exercice physique (marche, vélo, natation, jogging, etc.)

Avoir une alimentation plus saine en privilégiant les aliments vivants : fruits, légumes, graines germées. En effet la viande véhicule les énergies de souffrance des animaux et toutes leurs énergies négatives. Il faut penser à la transmuter avant de la consommer. « Je demande pardon à l'animal pour son sacrifice et qu'il soit délivré des mauvais traitements infligés par l'humain », voyez si cela vous parle…

L'eau plate est la meilleure boisson pour nous purifier et nous libérer de la fatigue. Les boissons gazeuses, sucrées, alcoolisées et le café baissent notre taux vibratoire et consomment beaucoup d'énergie physique. La consommation de tabac, de stupéfiants et de médicaments sont également un frein à notre évolution. Ce sont là quelques conseils, c'est à chacun de nous de demander à ses guides ce qui lui convient le mieux pour le moment.

Dans tous les cas, pensons à bénir ou à transmuter tout ce que nous absorbons, ce sera déjà un réel progrès.

Un autre obstacle majeur est d'éprouver des sentiments négatifs envers soi-même ou envers d'autres personnes. Il est important de se pardonner et de pardonner. Le ressentiment, la rancœur, les jugements et critiques, obstruent nos canaux et entretiennent un poison émotionnel en nous. Nos croyances limitatives nous empêchent de développer nos capacités : en affirmant régulièrement, je ne vois rien, je ne sens rien, je n'entends rien, etc. comment pouvons-nous alors espérer devenir clairvoyant, clairaudient, etc. A nous de nous faire une petite liste de toutes ces croyances et peurs puis de les remplacer par des affirmations positives auxquelles nous croyons. Par exemple : « Même si une partie de moi ni croit pas j'ai l'intention de développer ma clairvoyance, je suis en sécurité, je suis parfaitement protégé. D'autres avant moi sont devenus clairvoyants et pourquoi pas moi ? ».

Travail du passeur d'âmes et travail sur les entités : différentes méthodes

Les colonnes de Lumière :

En tant que thérapeute et en tant qu'humain, nous sommes confrontés aux esprits et entités de toutes sortes. Nous en sommes entourés et certaines nous sont nuisibles. Il convient d'avoir certains outils pour s'en défaire et de connaître les actions justes selon les cas, au lieu de chercher à s'en protéger ou à les fuir.

Comment détecter la présence d'âmes errantes ou d'entités nuisibles (autres méthodes) :

Vous pouvez demander aux Êtres de Lumière de vous donner une réponse par le biais de votre corps par exemple. A la question « Y-a-t-il une ou plusieurs âmes errantes sur cette personne ou dans ce lieu ?» demandez qu'ils vous répondent « oui » en faisant vibrer votre main droite par exemple et « non » par votre main gauche. Cela peut aussi être une sensation de chaleur activée dans la main correspondante. Que chacun(e) fasse sa convention pour avoir la réponse. Le plus simple est de rester à l'écoute de sa voix intérieure, c'est-à-dire de ses guides, de son Moi Supérieur, etc. Faites selon vos possibilités du moment.

Nous pouvons également demander à notre corps de répondre « oui » en penchant en avant et « non » en penchant en « arrière ». Faites un test au préalable en posant des questions dont vous connaissez la réponse.

Définition et utilisation :

Les colonnes de Lumière sont des tubes de Lumière de taille variable que nous pouvons activés simplement sous certaines conditions. Elles sont reliées au cristal central du Soleil Galactique et à celui de la Terre.

Etant donné que ces colonnes génèrent une énergie positive élevée à l'endroit où nous l'activerons, il convient de bien choisir l'emplacement puisqu'il génèrera par la loi de compensation une augmentation d'énergie négative à un ou plusieurs autres endroits dans le secteur ou la région (on peut demander aux Anges de palier à cela). Laissez-vous guider par votre intuition pour choisir l'emplacement et au besoin utilisez votre pendule.

Nous sommes invités à le faire en parfait accord avec la volonté divine, et par conséquent de nous lier à nos guides et aux Êtres de Lumière.

Les colonnes de Lumière servent de passerelle aux âmes errantes humaines ou animales, ainsi qu'aux entités qui choisissent d'être guéries et libérées pour passer de l'autre côté du voile, c'est-à-dire dans les dimensions divines convenant à chacune d'elles. Rappelons qu'il n'y a ni Enfer, ni Paradis comme le véhiculent certaines croyances erronées mais uniquement des lieux de paix et d'amour pour chacun d'entre nous car nous ne sommes nullement jugés. Le Créateur est Amour et Pardon.

Les énergies d'une colonne de Lumière transmutent toutes les énergies de basses fréquences, tout ce qui est négatif : personnes, entités, objets, nourriture, etc.…

Les utilisations des colonnes sont nombreuses nous ne verrons ici que celles utilisées par les passeurs d'âmes.

Mise en place d'une colonne de Lumière (première méthode) :

Nous avons demandé à nos guides l'accord divin pour l'ériger en ressentant en notre chakra cœur leur acquiescement ou avec le pendule par exemple. Nous avons déterminé l'emplacement idéal soit en se laissant notre intuition (en fait nos guides) nous l'indiquer ou avec l'utilisation d'un pendule par exemple. La colonne peut être activée seul ou à plusieurs.

Pour commencer, nous nous centrons en notre chakra cœur et nous faisons au moins 3 respirations profondes. Nous déclarons intérieurement : « Je Suis totalement et parfaitement relié, assisté et protégé par tous les Êtres de la Création œuvrant pour la Lumière et l'accomplissement de la Volonté Divine pour le Bien Suprême de tous.

Ainsi soit-il et il en est ainsi ! ». Nous percevons alors instantanément le cercle des Êtres de Lumière se former autour de nous. (Vous pouvez bien sûr utiliser une phrase de votre composition).

Veillons à être profondément enraciné par simple intention/affirmation. Puis levons les bras au ciel, doigts tendus vers le haut en demandant que soit activée en nos mains l'énergie pour mettre en place la colonne de Lumière. En quelques secondes, nous la ressentons dans nos mains. A cet instant nous descendons lentement les bras, paumes des mains tournées contre les « parois énergétiques » de la colonne et nous laissons glisser nos mains et nos bras en direction du sol avec l'intention de prolonger ce tube de Lumière jusqu'au cristal central de la Terre. Nous demandons alors qu'elle soit activée aussi longtemps que nécessaire en accord avec la volonté Divine. Il est également possible de déterminer sa durée d'existence par canalisation ou encore avec un pendule par exemple.

Vous pouvez régulièrement prendre une « douche de Lumière » en vous plaçant à l'intérieur. Il existe d'autres façons de mettre en place des colonnes de Lumière. Celle que je viens d'indiquer, permet à chacun de ressentir pleinement leur existence.

Une fois la colonne en place poursuivez avec les indications suivantes :

Pour libérer des âmes errantes, je vous invite à faire appel tout particulièrement aux Archanges Métatron, Michaël et Marie ainsi que l'Ange de la Mort : l'archange Azraël pour faciliter le processus (ou encore n'importe quel Être de Lumière avec lequel ou lesquels vous êtes en affinité. Puis nous invoquons les Anges Gardiens et leur famille d'âmes déjà de « l'autre côté » et leur demandons d'accompagner et de rassurer ces âmes ou ces entités.

Nous nous adressons alors à ces chères âmes pour les inviter à rejoindre leur famille d'âmes qui est là pour les accueillir et les rassurer sur leur sort. Rassurons-les avec de bonnes paroles, en leur disant par exemple qu'ils ne seront point juger, ni punis mais reçus avec Amour et Joie dans la Lumière, que leurs souffrances sont à présent terminées. Laissez-vous guider pour leur parler et transmettez leur l'énergie nécessaire pour franchir ce pas.

Il arrive que certaines d'entre elles désirent passer par nos corps pour ce faire : nous pouvons les y autoriser à condition de déclarer fermement qu'ils ne peuvent y rester. A chacun de sentir s'il désire faire cela, nous n'y sommes pas obligés d'autant plus que nous risquons d'en conserver des traces (procéder à un nettoyage des corps énergétiques après coup : par exemple en invoquant la Flamme Violette ou l'aide des êtres de Lumière) . Nous pouvons profiter de cette opportunité pour prier toutes les âmes et entités de la région à emprunter ce passage vers la Lumière.

Restons encore quelques instants en recueillement puis laissons les choses se faire car cela peut durer plusieurs jours voir des semaines selon les cas. Puis remercions pour cet accomplissement et tous ceux qui ont apportés leur contribution. Puis revenons à notre vie normale.

Dans le cas où ceci est effectué à la demande d'un de leur proche dont la maison ou le corps est « hanté » par eux, il est bon d'ériger la colonne ensemble Un échange affectueux au centre de la colonne lors de la libération facilitera ce départ qui n'est en vérité qu'un au revoir.

Vous constaterez avec beaucoup de joie le bonheur que l'on éprouve à participer à ces libérations.

NB : il peut arriver qu'une âme errante ou plusieurs restent accrochées à notre aura malgré la demande de libération.
Voir le chapitre : **Que faire quand les âmes s'accrochent et refusent de partir ?**

Autres méthodes…

Pour libérer des entités ou les faire évacuer : parmi les entités que nous pouvons rencontrer sur Terre (voir définition plus bas) certaines telles les esprits de la nature ont été dénaturées par l'être humain comme par exemple : tous ceux qui gèrent les cultures altérées par les produits chimiques ou encore les esprits de la nature utilisés pour faire de la magie noire, etc. Il nous appartient de leur redonner leur essence primordiale, en d'autres mots leur pureté originelle. Pour cela nous avons entre autres la Flamme Violette que nous dirigerons sur eux pour les transmuter ou en utilisant des colonnes de Lumière dans lesquelles, ils pourront se plonger et se régénérer pour ensuite reprendre leur travail sur Terre au service de Mère nature et des humains.

Il y a aussi les esprits des animaux défunts dont certains restent bloqués sur le plan terrestre. Ils partiront par le biais des colonnes de Lumière spécifiques. En effet j'ai constaté que les esprits des animaux n'empruntaient pas les mêmes colonnes que les humains.

Il existe aussi ce que nous appelons couramment les entités ténébreuses ou maléfiques qui sont des créations de notre mental. Pour celles-ci, nous devons sans hésiter demander aux Êtres de Lumière, les Anges ou les Archanges par exemple de les déplacer dans les dimensions dans lesquelles elles ne feront plus de mal ou de les détruire carrément. Ne prenons aucun risque, nos amis de Lumière savent ce qu'il est approprié de faire dans chaque cas. Il nous suffit de demander.

Deuxième méthode d'activation des colonnes de Lumière :

Procédez comme précédemment mais au lieu de les former et les activer « manuellement » demandez aux Êtres de Lumière de mettre en place autant de colonnes que nécessaire et pour la durée appropriée au travail de libération/guérison. Nous avons simplement à ordonner aux âmes et entités de les emprunter pour leur plus grand bien et celui de tous.

Cette méthode est très utile pour le travail à distance et aussi pour faire preuve de plus de discrétion selon les cas. Vous aurez probablement l'opportunité de faire un travail de libération de masse lorsque vous harmoniserez une maison construite sur un ancien champ de bataille ou un lieu de sacrifice par exemple. Vous pourrez ainsi contribuer à la libération de milliers d'âmes bloquées à cet endroit. Donc pas question de faire « manuellement » des colonnes de lumière de plusieurs kilomètres de diamètres…c'est vous qui voyez ! Faites les choses simplement et sans prendre de risques. Dans le domaine des énergies tout est possible mais il convient de respecter les lois divines, la volonté divine et tout ira pour le mieux…personnellement, je demande toujours si j'ai l'autorisation de le faire de suite sinon quand.

Qu'est-ce qu'une âme errante ? Il s'agit de l'esprit d'une personne décédée qui est resté sur le plan terrestre au lieu de se rendre sur le plan de Lumière lui correspondant pour une raison ou une autre. Etant privé de son propre corps, l'âme errante n'a pas d'autre choix que de se nourrir des énergies d'autres personnes incarnées.

Apprenez aussi que certaines âmes sont celles d'intraterrestres (habitants du centre de la Terre qui est creuse, eh oui !) ou d'extraterrestres (habitants d'autres planètes ou galaxies) venues s'incarner dans un corps humain soit pour aider les humains, soit pour leur nuire ou simplement à des fins d'expériences dans le but d'acquérir de nouvelles connaissances.

Qu'est-ce qu'une entité ? Je ne vais parler que des entités souvent qualifiées de négatives, de ténébreuses, voire de maléfiques selon la croyance populaire ou religieuse. Il s'agit de formes pensées créées par les humains suite à leurs émanations et créations négatives : pensées, jugements, émotions, sentiments, actes, paroles, etc. en somme tout ce qui participe du mental. Ces formes pensées finissent par générer un corps énergétique qui a besoin de se nourrir des énergies humaines via le mental-ego qui les dirigent pour entretenir le corps de souffrance des personnes et des animaux. Elles sont spécialisées : par exemple l'entité de peur, l'entité de la colère, l'entité de dépression, etc. Elles demandent aussi à être libérées et guéries, c'est-à-dire redevenir de l'énergie lumière primordiale.

Certaines entités ténébreuses sont appelées aussi démons et l'on dit que ce sont des entités travaillant pour le côté obscur, « l'Ombre », les ténèbres, je vous laisse le choix du terme. Elles sont également créées par le mental humain mais renforcées par des actes magiques. Dans certains cas, il s'agit même d'âmes errantes utilisées par les humains pratiquant la magie noire, la sorcellerie, le maraboutage…ces cas sont rares je vous rassure !

Il convient d'agir avec beaucoup prudence et circonspection face à elles et être capable d'être totalement dans le moment présent et agir avec foi. Pour quelle raison ? Car sans cela, la moindre manifestation de peur, de doute ou d'hésitation leur permet de nous atteindre quelle que soit la protection que nous utilisons. Il est préférable et sage de ne rien faire si vous êtes dans ces cas de figures. Nous ne sommes pas des kamikazes ! Lorsque je parle de ne rien faire, je suggère de ne pas intervenir personnellement.Utilisez la prière vous verrez l'action divine résoudre la situation.

NB : dans la définition « d'entité », on peut inclure les esprits de la nature et les animaux totem/pouvoir disqualifiées par l'homme. Par exemple : un élémental vit dans chaque objet : si l'objet est utilisé pour faire le mal par exemple, l'élémental subit une altération lui conférant un ou plusieurs aspects négatifs. Il convient d'utiliser les objets avec amour et respect pour ne pas leur imprimer de vibrations négatives. Pensons à utiliser régulièrement la Flamme Violette pour rectifier nos actes, nos pensées, nos paroles, nos émotions non-qualifiés par l'amour car nous nous chargeons négativement ainsi que tout ce qui nous entoure sans exception !

Rituel du guérisseur :

Nous les guérisseurs et les thérapeutes sommes de plus en plus confrontés à des situations d'ordre paranormal. Par paranormal j'englobe toutes les actions sur les personnes, les animaux, les lieux, les objets, résultants de la présence d'esprits de personnes décédées (âmes errantes), d'entités « négatives » ou d'esprits de la nature dénaturés volontairement ou non par l'homme. Les actes de magie noire ou de sorcellerie font également partie du lot. La magie noire n'est pas forcément consciente dans le sens qu'elle est volontairement faite grâce à des rituels occultes largement diffusés sur le net et dans les livres mais également inconsciente par le fait d'avoir des pensées, des sentiments et des paroles négatives, des jugements , des critiques envers soi-même et les autres.(confer « les 4 accords Toltèques » de Don Miguel Ruiz par exemple).

Tous ces facteurs contribuent à ce qu'un thérapeute ou guérisseur soit impuissant à aider quelqu'un à guérir. Il existe de nombreuses techniques et rituels pour remédier à cela. Voici un rituel de libération transmis par mes guides de Lumière afin de résoudre ces différents cas. L'heure est venue m'ont-ils dit de transmettre ce type d'outil au plus grand nombre pour libérer nos prochains (et nous-mêmes). Il me faut insister sur le fait que ce rituel doit être dit avec sincérité et conviction à voix haute de préférence, à savoir que cela fonctionne aussi lorsqu'on le dit dans sa tête.

Quand c'est possible, il est plus efficace de le réciter de concert avec le consultant. Cela dépendra de son ouverture au monde spirituel. Si ce n'est pas le cas, nous pouvons simplement demander à la personne qu'elle nous donne son accord pour faire tout ce qui est dans nos moyens pour la libérer. Ensuite à nous d'opérer. Ceci fonctionne également à distance. Il est conseillé de pratiquer une harmonisation de la personne après le rituel et qu'elle soit allongée de préférence. Ne soyez pas surpris des réactions physiques ou émotionnelles éventuelles que peuvent occasionnés le rituel sur certaines personnes. Sur ce, je vous souhaite un bon travail et vous remercie au nom de la Fraternité de Lumière.

Consigne avant le rituel :

Demandez la mise en place de la protection divine ou de celle d'un Être de Lumière avec lequel vous êtes en affinité (faites comme d'habitude, l'essentiel est de penser à la protection des personnes concernées et des lieux où se trouvent les personnes. Puis invoquez l'Archange Michaël et les Seigneurs du Karma pour valider ce rituel de libération, et bien sûr tous ceux travaillant au service de la Lumière, faites comme vous le ressentez. Au travail !

Rituel de libération.

Demandez s'il est utile de faire ce rituel. (Avec un pendule ou à vos guides)

Après s'être bien centré, nous pouvons procéder au rituel.. Le fait d'être totalement connecté à son Moi Divin génère automatiquement un champ de protection de Lumière car le Créateur appose aussitôt son Sceau qui dit aux indésirables : « Celui-ci est sous ma protection, car il se met à mon service. »

(**À répéter 3 fois (texte en gras)** à haute voix). Dit avec sincérité et conviction, une fois suffit, à chacun de ressentir s'il convient de le réciter 3 fois.

« Pour la Gloire du Très-Haut, nous demandons que tous nos corps existentiels, nos chakras et notre aura, soient parfaitement alignés, purifiés et chargés, que notre taux vibratoire et celui du lieu où nous sommes soient idéals pour ce rituel de libération. » (1x pour commencer)

28

« Nous demandons que tous les implants limitatifs empêchant de bénéficier pleinement de cette guérison soient retirés maintenant. Qu'ils soient remplacés par des implants de Lumière favorisant notre évolution !

Que, tous les pactes, serments, vœux, contrats, signatures effectués dans cette vie et toutes les autres, nous liant à d'autres personnes ou entités et ceux interférant avec notre évolution personnelle ou celles des autres soient rompus et annulés définitivement !

Que tous les sorts, actes de magie noire, envoûtements, malédictions, retours karmiques dirigés à notre encontre et ceux dont nous sommes responsables envers d'autres dans cette vie et toutes les autres, soient conjurés, annulés et transmutés en permanence.

Que tous les liens concernés soient coupés ou dissous. Que toutes les causes et conséquences soient transmutées ! Que seuls les liens d'amour soient maintenus !

Aujourd'hui en âme et conscience, nous choisissons de nous pardonner, et de pardonner à chacun en leur remettant dans une bulle d'amour toutes les mémoires bloquantes, toutes les énergies négatives et les futurs probables que nous avons créés ensemble.

Nous demandons pardon pour toutes les souffrances que nous avons occasionnées volontairement ou non, consciemment ou non dans cette vie et toutes les autres.

Que toutes les âmes errantes, entités et créatures disqualifiées, les esprits familiaux soient éloignés de nos corps et du plan terrestre.

Qu'ils soient pris en charge par les armées angéliques de façon appropriée à chacun selon la Volonté Divine. Ainsi soit-il ! » (Répéter 3 fois).

Si possible, nous demandons que cette libération soit bénéfique à notre famille, nos ancêtres, nos descendances, nos proches, notre entourage et toute personne le souhaitant !

Nous demandons aux esprits bienveillants de l'Univers de nous guérir et nous libérer de toutes traces et mémoires en rapport avec tout cela.

Nous remercions tous ceux qui ont contribués à cette libération Ainsi-soit-il et il en est ainsi ! » (1x à la fin)

Recueillez-vous quelques minutes avant de poursuivre.

NB : lorsque nous travaillons sur un couple, une famille, un groupe de personnes, il faut demander s'il faut le faire pour chaque personne individuellement ou si on peut faire le rituel pour l'ensemble des personnes concernées.

Description et utilisation de la Flamme Violette :

"La Flamme Violette"
Feu sacré de la transmutation des énergies subtiles

Certains d'entre nous ont probablement entendu parler de la Flamme Violette et d'autres non. Aussi je vais vous en faire une rapide description et vous parler de son utilisation.

Dans la science initiatique, il est enseigné que le Rayon de la Source (l'énergie de Lumière du Créateur) s'est divisé en un certain nombre de rayons spécifiques et une quantité illimité de sous-rayons résultants de la combinaison de ces rayons de base.

Ces rayons baptisés sous le nom de Rayons Sacrés ou encore de Flammes Sacrées sont au nombre de 7. Chacun d'eux à une couleur et des attributs spécifiques (vous trouverez leur description sur mon site ***www.guerisseurdelumiere.fr*** . Ils sont régis par des Archanges et des maîtres ascensionnés appelés « chohans ». Pour ceux qui ne le savent pas, les maîtres ascensionnés sont des humains parvenus à l'état d'Eveil c'est-à-dire qu'ils ont réussis au cours de leurs incarnations à se libérer totalement de leur mental. Ce sont des Êtres Parfaits dépourvus de mental comme tous les Êtres de Lumière et bien sûr notre Créateur. Ils continuent à nous aider aussi bien de l'autre côté du Voile (monde invisible ou Ciel selon les croyances) qu'en venant s'incarner à nouveau pour nous transmettre les connaissances dans tous les domaines qui nous serviront à atteindre l'état d'Eveil.

L'histoire raconte qu'au siècle dernier le maître ascensionné Saint Germain a demandé au Créateur de faire connaître la Flamme Violette aux humains pour les aider à se libérer plus rapidement et facilement de leur mental-ego et de toutes leurs créations imparfaites pour ne pas dire négatives. En effet, le monde que nous connaissons est par nature imparfait car il est créé sous la direction du mental-ego.

Mon propos n'est pas de m'étendre sur ce sujet très vaste et qui nous éloignerait du thème de ce livre. J'en fait mention pour expliquer que personne ne peut s'incarner en temps qu'Être parfait sur cette planète et dans cet univers. Ce qui signifie que tous les initiés, grands initiés, prophètes et avatars de passage en ce monde arrivaient avec une certaine part d'imperfection nettement plus infime que la nôtre il est vrai et aussi un mental-ego. Pour pallier à cela, ils avaient tous la connaissance de la Flamme Violette dont le pouvoir de transmutation leur permettait de rectifier rapidement toute création imparfaite. Ayant obtenu l'autorisation Divine pour se faire, Maître Saint Germain transmit l'enseignement de la Flamme Violette à Godfrey Ray King dès 1930. Ce dernier partagea son expérience hors du commun dans son ouvrage « Les mystères dévoilés » encore édité de nos jours.

Comme nous l'indique le maître ascensionné Saint Germain, tout le monde peut utiliser la Flamme Violette sans passer par une initiation. L'initiation ne fait que booster la capacité à utiliser pleinement la Flamme Violette. Lors de tous les stages que je propose, la capacité à utiliser pleinement ce rayon sacré est également activée.

La Flamme Violette est une énergie spirituelle qui transforme les énergies fines, subtiles et négatives de notre Être en énergies positives. Elle redonne à l'énergie ses fonctions divines et sa pureté originelle.

Elle agit sur notre Être holistique (corps-esprit-âme). Grâce à la magie des mots, à la science du verbe, et à la visualisation, chaque personne, indépendamment de son origine et de ses croyances, est en mesure de l'invoquer, de l'utiliser et de profiter de ses bienfaits.

Elle est complémentaire à toute technique énergétique dont l'une des vocations premières est de stimuler et de renforcer les énergies vitales de toute personne, comme par exemple le Reiki, le Guérisseur de Lumière, le magnétisme, les massages thérapeutiques, l'acupuncture, etc. Au cours d'une séance, l'Invocation de la Flamme Violette aura pour effet de transmuter les énergies négatives en énergies positives contribuant ainsi à réduire de manière significative les blocages énergétiques.

La Flamme Violette est considérée comme étant un Feu Sacré (pour les chrétiens, une propriété du Saint Esprit). C'est l'un des outils de travail majeur des Maîtres Ascensionnés. De tout temps la Flamme Violette a été utilisée sur cette Terre par tous les grands initiés. Après avoir été longtemps réservée à une élite, elle est enfin disponible au plus grand nombre.

Saint-Germain, Maître Ascensionné, Gardien de la Flamme Violette, a pour mission de la transmettre au plus grand nombre d'êtres. Grâce à sa subtile puissance, cette Flamme est fortement recommandée pour le développement et l'évolution de toute personne. Elle est une énergie spirituelle, indépendante de toute religion, de toute tendance, de toute croyance: la Flamme Violette est une énergie qui rend la liberté individuelle.

La Flamme Violette est une flamme de transformation, de protection, de liberté et de pardon :

- Elle transforme toute énergie négative en énergie positive. Ceci concerne directement les énergies les plus fines et subtiles de notre Être. De la même manière, elle transforme les énergies des lieux, des relations, des événements, etc...

- Elle purifie les énergies accessibles de notre karma, nous libérant d'un poids souvent énorme et laissant ainsi la voie libre pour une évolution plus rapide.

- Elle transforme notre corps physique, émotionnel, notre esprit et notre âme, en transmutant les énergies, en leur redonnant leur pureté originelle. Elle offre ainsi la possibilité de résoudre les problèmes psychologiques et émotionnels du passé. Il n'est plus nécessaire de les revivre par hypnose ou régression. Il suffit d'envoyer la Flamme Violette pour que cette énergie spirituelle commence à transmuter, à transformer ces perturbations et autres troubles. Elle agit avec douceur en transformant directement ces énergies. De la même manière, elle contribue à la guérison de toute maladie. Atome après atome, cellule après cellule, perturbation après perturbation, chaque impureté sera transmutée !

Toute peur, toute crainte, toute haine, toute agressivité s'exprime par des énergies négatives qui sont souvent très fortes et difficilement contrôlables. La Flamme Violette transforme ces énergies en leur redonnant leur qualité originelle, leur pureté, et nous redonne la sérénité, la liberté qui nous est nécessaire pour pouvoir évoluer.

Lorsque notre karma se purifie, c'est à dire lorsque nous commençons à sortir de la loi cosmique de l'action et de la réaction (nous récoltons ce que nous semons "qui sème le vent récolte la tempête"), notre Être se libère des énergies négatives, de l'empreinte du passé mémorisé dans chacune de nos cellules, de nos atomes, et la voie d'une conscience plus élevée nous est ouverte et nous permet d'avoir la force nécessaire pour pardonner, condition essentielle pour toute évolution. Ainsi, nous pouvons nous ouvrir toujours plus au flux d'énergie pure pouvant circuler en nous.

"Paroles de Saint Germain"

« Je voudrais spécifier qu'en tant que Maître Ascensionné, je suis peu connu car on ne retrouve qu'une catégorie de personnes qui s'intéressent à cette énergie de la Flamme Violette dont je me suis fait l'instigateur et le défenseur. Avant moi, la Flamme Violette n'était pas connue; j'en fus comme vous diriez aujourd'hui, le promoteur. Cela serait tellement profitable aux gens de recourir à la Flamme Violette par l'invocation ou la visualisation. Vous n'avez pas à invoquer ma personne, juste le fruit de mon travail ; cela me comblerait et m'aiderait dans la grande tâche, qui est la purification et l'Ascension de la planète Terre. »

« Si l'invocation de mon nom ne suscite qu'un intérêt passager pour les gens qui ne me connaissent pas et qui ne comprennent pas l'importance de cette invocation, alors oubliez mon nom. Car lorsqu'ils invoquent la Flamme Violette, c'est comme s'ils demandaient de raviver le feu de leur propre chakra de la couronne. Cette demande crée immédiatement une ouverture ; nous pouvons alors intervenir pour harmoniser et réénergiser leurs centres d'énergies sans empiéter sur leur libre arbitre ».

« Le violet est une vibration très haute en fréquences. Les gardiens que nous sommes ont pour fonction de conserver l'intensité de cette énergie afin que des entités ne traversent point impunément les autres vibrations pour parvenir jusqu'à vous, car vous avez votre énergie autonome à conserver dans l'harmonie de votre entité propre; en invoquant la Flamme Violette, vous vous réénergisez tout en purifiant votre énergie autonome et cela, sans vous diluer dans l'océan des énergies cosmiques. Cette Flamme Violette permet l'équilibre entre les hautes et les basses vibrations. Elle est comme une ceinture entre l'énergie spirituelle pure et la matière. Les gardiens de cette Flamme s'y baignent pour la rendre plus intense ; ils y consacrent leur propre énergie.

La Flamme Violette vous apporte de l'énergie supplémentaire, car vous avez un grand besoin de purifier vos énergies actuelles, vos énergies lourdes. De par sa nature et son taux vibratoire très élevé, elle est l'énergie la plus proche de la Hiérarchie spirituelle. Elle constitue le pont entre elle et vos énergies terrestres et sert à la transmutation de vos émotions, de vos croyances et des formes-pensées, c'est-à-dire des engrammes, des encodages implantés dans vos systèmes cellulaires depuis plusieurs générations, depuis des millénaires.

Nous donnons un exemple : si vous craignez de faire face à une situation, la Flamme Violette peut vous aider à transmuter votre crainte en courage. Si vous éprouvez de la haine pour quelqu'un, elle peut transmuter cette haine en amour. Si vous souffrez d'un complexe d'incompétence, la Flamme Violette peut vous guider vers des gens ou des situations qui vous donnent les outils pour devenir compétents et apporter dans votre vie des changements qui vous porteront vers la réalisation de votre moi véritable, votre Moi divin. Voilà le pouvoir de la Flamme Violette. » Saint Germain.

Note personnelle :

Veuillez noter que nous sommes invités à utiliser la Flamme Violette pour guérir les programmes du mental à chaque fois que nous conscientisons de la négativité, des croyances erronées (limitatives), un inconfort, un mal-être, de la souffrance, du doute, des peurs, des angoisses, etc. En somme tout ce qui nous empêche d'être dans le moment présent et en paix. Cela demande simplement de la vigilance.

Pour ce faire, lorsque l'ego se manifeste, voyons-le comme un double de nous-même sur lequel nous projetons la Flamme Violette pour guérir et transmuter le ou les programmes qui nous ont fait perdre notre paix intérieure. Il convient de se baigner, de se doucher entièrement avec la Flamme Violette. Chaque fois qu'une pensée ou un sentiment désagréable se manifeste, il nous suffit d'avoir le réflexe de cesser toute activité et de mettre en œuvre la Flamme Violette pour être libéré.

Nous pouvons demander à Saint Germain ou aux anges de la Flamme Violette dirigés par les Archanges Tsadkiel et Lady Améthyste, de nous infuser en permanence avec ses énergies et de les rayonner partout autour de nous pour le plus grand bien de tous.

Nous pouvons utiliser la Flamme Violette sur toute personne ou situation pour l'aider en prenant soin de l'activer également en nous et autour de nous. Nous ne sommes pas témoins par hasard de choses ou de personnes qui nous dérangent. Inconsciemment ou consciemment, depuis le début de la Création, durant cette vie et toutes les autres, nous avons participé à la création de tout ce qui est en ce bas-monde et nous avons la possibilité de le rectifier en le guérissant (corrigeant, transmutant) avec la Flamme Violette. Cette guérison se fait en s'unissant avec la personne concernée ou la situation, c'est-à-dire en reconnaissant notre responsabilité pleine et entière de tout ce qui est et l'Unité avec tout ce qui est. Sans cela, la guérison n'est pas possible. Essayez et vous constaterez cela par vous-même !

La Flamme Violette peut être utilisée pour toutes choses : les aliments et boissons, les lieux, les objets, les pierres, pour les énergies négatives libérées lors d'un soin énergétique, etc. Laissez votre imagination vous guider pour l'utiliser…

Utilisons la Flamme Violette sans modération et pensons à remercier pour chacune de ses utilisations.

Merci, Namasté, Roland.

Le cristal de Marie :

Petite histoire du cristal de Marie :

C'était en été 2005 si mes souvenirs sont exactes, alors que mon ami Chichi, magnétiseur et géobiologue de son état, m'emmenait au Mont Saint Michel en Alsace (commune de Saint Jean de Saverne) pour me faire découvrir ce haut lieu énergétique dont j'ignorais jusqu'à l'existence peu de temps auparavant. Après avoir médité et pris contact avec Marie devant la grotte où elle fit son apparition à une certaine époque, nous prîmes la sortie du village pour arpenter la route qui conduit au mont Saint Michel. Sur notre gauche nous aperçûmes le cimetière et aussitôt tous deux nous ressentîmes le signal au niveau de notre tête, une sensation de lourdeur comme un début de migraine, nous indiquant la présence d'âmes errantes sollicitant notre aide. Nous nous concertâmes pour définir l'action à suivre mais nous ne connaissions à l'époque que la colonne de lumière que nous érigions « manuellement » avec un rituel adéquate. Mais l'endroit était fréquenté par de nombreux visiteurs et nous nous imaginions mal plantés au beau milieu du cimetière en train d'ériger une colonne de lumière aux yeux de tous. Que faire alors ? Nous entrons dans un état méditatif et aussitôt, je vis Marie qui me montrait un énorme cristal rose en forme de menhir parcouru tout du long par un anneau comme celui entourant la planète Saturne(c'était la première image qui me venait). Elle me dit « Voici mon cristal, il est à votre disposition pour libérer toutes les âmes de vos frères encore bloqués sur ce plan. Il vous suffit de le visualiser ou le projeter là où c'est nécessaire et demander à ce qu'il s'active pour les libérer. ». Je regarde alors mon ami Chichi qui me dit aussitôt : « J'ai vu Marie, elle m'a montré un grand cristal en forme de menhir ». Après lui avoir transmis le message, nous passâmes à l'action en visualisant le cristal sur le cimetière et nous vîmes les âmes se diriger vers le vortex de Lumière généré par l'immense cristal et s'élever dans la lumière. Des êtres lumineux les accueillaient et les emmenaient dans une colonne de lumière entourant le cristal et s'étendant vers le ciel à l'infini. Nous ressentîmes la sensation de lourdeur s'estomper peu à peu de notre tête et après avoir exprimé notre gratitude pour cette action, nous reprîmes notre chemin.

C'est ainsi que démarra l'histoire du cristal de Marie. Je reçus par la suite d'autres enseignements sur son utilisation que je livre dans les enseignements du Guérisseur de Lumière. Par la suite, j'appris aussi que tous les autres Archanges avaient leur propre cristal que nous pouvions utiliser selon nos besoins. Merci Marie !

Le cristal de Marie est également très efficace pour la libération/guérison des esprits rattachés à la Terre (expression pour qualifier les âmes perdus, les esprits de la nature et les entités négatives).

NB : pour info, chaque Être de Lumière dispose d'un cristal personnel. Cela nous laisse le choix en fonction de nos affinités personnelles.

La méthode du code :

Nous pouvons convenir d'un code en l'occurrence d'un mot comme « Lumière » par exemple et demandez à l'Archange Michaël (ou un autre Être de Lumière, voir au Créateur) que lorsque ce mot est dit 3 fois, vous lui demandez de prendre en charge tous les esprits rattachés à la Terre, les entités ténébreuses et toutes les énergies de basses fréquences…etc. Il suffit de préciser sur qui ou sur quel lieu. C'est très pratique et efficace, vous verrez !

Clinique de Lumière (libération de masse)

Il est important de savoir qu'il y a certains lieux où les âmes errantes aiment se trouver et ce sont tous les lieux publics où la densité de vivants est importante (ex : bars, restaurants, hôtels, discothèque, hôpitaux, cliniques, hypermarchés, grands magasins, etc....). Cela s'explique par le fait qu'il y a un grand potentiel de personnes avec lesquelles elles vont pouvoir continuer à avoir certains "plaisirs" ou agir à travers les vivants comme si elles étaient toujours en vie, même si la plupart du temps ces âmes n'ont pas conscience qu'elles sont mortes ou ressentent une peur de ce qu'il y a de l'autre côté, comme celle du jugement, d'une punition, ou encore par un désir de vengeance, une promesse faite, etc. par exemple.

Les Êtres de Lumière mettent à notre disposition l'outil de la "Clinique de Lumière" afin d'effectuer des libérations de lieux à grande échelle. C'est un ensemble de bâtiments éthériques à l'image d'un hôpital avec ses différents services, afin d'apporter une libération à toutes les sortes d'esprits rattachés à la Terre.

IMPORTANT : Les cliniques de Lumière ne permettent pas pour autant de libérer toutes les âmes errantes car la loi du libre-arbitre aidant, si elles sont encore dans la peur elles ne vont pas forcement écouter leurs anges qui les guident vers la clinique de Lumière. Toutefois, cela permet de libérer et/ou guérir la plupart d'entre elles, ainsi que beaucoup d'esprits et entités. Par ailleurs cela maintiendra bon nombre d'entités ténébreuses hors de tous les lieux où ces cliniques sont éthériquement érigées.

Sa mise en place est très simple : une simple demande au Divin ou aux Êtres de Lumière suffit.

Ex : « merci Seigneur de mettre en place une ou plusieurs cliniques de Lumière pour accueillir tous les esprits rattachés à la Terre de passage en ce lieu (nommer l'endroit) ainsi que ces alentours afin qu'ils soient pris en charge de manière appropriée par tes serviteurs de Lumière. Et qu'il en soit ainsi aussi longtemps que possible conformément à ta Volonté. Merci Seigneur ! ».

Lors de sa mise en place c'est notre Soi Supérieur qui par son potentiel d'ubiquité va prendre en charge la mise en place et la gestion de la "Clinique de Lumière" et nous invitons tous les travailleurs de Lumière à en placer dans leur quartier, dans la ville ou le village, partout où cela semble nécessaire. Elle peut être mise en place sur le lieu même ou à une certaine distance mais nous n'avons pas à nous en soucier, tout se fait de manière adéquate et parfaite.

Lors de notre travail de passeur d'âme, il est important de penser à demander (ou à tester) lorsqu'on aide une personne identifiée comme chargée s'il y a lieu de nettoyer son lieu de vie ou de travail, là où elle habite certes mais aussi tout l'immeuble dans le cas d'un appartement par exemple voir tout le quartier si nécessaire. Dans le travail de libération, il est important de demander que le travail se fasse aussi loin que nécessaire sur tout le secteur approprié.

J'ai souvent eu le cas de personnes qui avait fait appel à des confrères pour libérer des âmes errantes ou des entités et qui par la suite se retrouvaient à nouveau confronter à la présence d'autres esprits rattachés à la terre. Mes confrères n'avaient pas songés à libérer tout le secteur et ne s'étaient occupés que de la maison ou de l'appartement.

Il est possible pour des raisons que ne nous appartiennent pas, que certaines entités ou âmes errantes ne puissent être retirés immédiatement de la personne. Il convient alors de ne pas tenter de forcer le processus pour être en accord avec le moi supérieur de la personne ou la Volonté Divine. Demandez aux guides de Lumière quand cela sera possible et prenez un nouveau rendez-vous avec la personne durant la période indiquée.

Il existe une autre alternative qui consiste à demander à l'esprit concerné s'il se sent prêt à partir en le rassurant par exemple en lui indiquant qu'il a la possibilité de revenir en tant que guide une fois rempli certaines conditions de l'autre côté. Nous pouvons aussi lui faire comprendre qu'il ne rend pas service à la personne qu'il désire aider ou protéger car il puise dans ses énergies vitales. Laissons-nous divinement inspirer pour trouver la solution adéquate. De nombreux cas se présentent à nous et il m'a déjà fallu attendre une date précise pour la libération.

De nombreux cas se présentent à nous et il a déjà fallu attendre une date précise pour la libération notamment dans des cas de magie noire, envoûtement, etc. car la personne (victime) avait fait le choix de subir cette punition en rapport avec des agissements de ce type dans une vie antérieure.

Comprenez dès lors que je ne puis vous transmettre toutes les manières de procéder car je suis moi-même régulièrement confronter à de nouveaux cas qui m'obligent à trouver d'autres façons de faire. Par conséquent ne soyez pas surpris si les méthodes enseignées ici ne fonctionnent pas pour certaines situations mais gardons toujours à l'esprit que nous sommes divinement guidés et que nous finissons toujours par découvrir comment agir pour le bien des personnes qui réclamant notre aide.

Que faire quand les âmes s'accrochent et refusent de partir ? Autres méthodes…

Concernant ces cas fort heureusement rares, certains de mes stagiaires m'avaient déjà fait part de difficultés à libérer des âmes. N'ayant jamais été confronté à cela, cela m'intriguait…je garde toujours en mémoire les paroles de mon maître et guide Omraam Mikhaël Aïvanhov : « Ce sont les vivants qui commandent aux morts ! ». Par conséquent en cas de résistance, je leur ordonnais de partir dans la Lumière et apparemment cela fonctionnait à chaque fois. Puis fin mars 2013, ma vision et compréhension des choses changèrent…

C'est à cette date que j'ai fait un AVC (d'après les médecins mais aucun ne peut l'affirmer en raison du caractère étrange ou rare de ce qui arriva à votre serviteur). Voici l'histoire en quelques lignes afin que vous puissiez en tirer des enseignements.

Alors que je préparais le repas du soir, je ressentis subitement une perte d'énergie générale comme un grand coup de pompe subit. Mon bras gauche n'avait plus de force et je sentais des fourmillements tout du long et j'avais du mal à serrer le poing comme si j'étais subitement ankylosé. Je me suis dit que cela allait passer rapidement. Mais vinrent les étourdissements et il a fallu que j'aille m'asseoir. Je fis appel aux Anges pour qu'ils me rechargent mais je ressentais à peine un léger mieux. Du coup j'en parle à Véronique qui me fait faire quelques tests (j'ai oublié les quels) puis elle me dit qu'habituellement les personnes qui se pointent chez elle aux Urgences avec ces symptômes sont en général victimes d'un AVC ou d'un AIT. Elle me suggère d'appeler le 15 pour voir avec le médecin de garde ce qu'il en pense. Puis elle part travailler non sans inquiétude et avec la promesse de faire ce qu'elle suggérait.

Après son départ, j'ai l'intuition qu'une âme s'est emparée de mon corps. Je demande à l'Archange Michaël de la prendre en charge mais ne constate pas de changement à mon état de faiblesse. Je demande à être rechargé mais rien ne semble se passer. Du coup je prends mon cadran de Bovis et mon pendule et je mesure mon TV : = zéro ! N'étant pas décédé, cela me confirme qu'une ou plusieurs âmes voir d'autres entités m'ont choisi comme demeure. Confirmation du pendule, il s'agit d'une âme...du coup, je fais appel à nouveau à Mikhaël et à tous les Êtres de Lumière qui le veulent bien de faire partir cette âme dans la Lumière. Mais l'âme ne voulait pas partir malgré mes appels. Je me suis battu durant un bon moment et malgré mes demandes, les Êtres de Lumière ne la faisaient pas partir !!!??? Pour quelle raison ?

Du coup, je pense à Isis et je devine sa silhouette en face de moi. Du coup, cela fait tilt : j'ai aussitôt pris l'âme avec mes ailes d'Isis et je l'ai viré brutalement -je dois l'avouer- en demandant qu'elle ne puisse plus m'atteindre...je me sentis libéré d'un grand poids. Etant encore Ko, je me fis une séance d'EFT pour me requinquer n'ayant plus la force de canaliser l'énergie pour un soin énergétique. J'ai commencé à récupérer tout doucement et je décide quand même de téléphoner au 15 (Véronique, mon épouse, était inquiète) pour être pris en main médicalement car l'âme m'avait sérieusement affecté sur le plan physique. J'ai passé quelques jours en observation intensive et je suis ressorti de la Clinique sans aucune séquelle.

Le cardiologue qui avait pris soin de moi m'a dit que je devais avoir de bons contacts au Ciel car normalement j'aurais du rester dans un état végétatif (il imite une personne au corps déformé et hagard). Il ajoute qu'il ne sait comment mais mon cerveau avait établi de nouvelles connections ...merci Seigneur! Les Anges s'étaient tout de même occupés de moi d'une certaine manière!

Cette âme est revenue quelques temps plus tard alors que j'étais avec une amie médium pratiquant l'écriture automatique tandis que j'étais en train de lui transmettre quelques clés pour faire le travail de passeur d'âme (Car elle voit et ressent les âmes. Cela faisait 7 ou 8 ans qu'elle était traitée pour une maladie orpheline dont les symptômes se traduisaient par des pertes musculaires fréquentes qui la faisait se retrouver subitement à 4 pattes…En fait, le phénomène était provoqué par la possession d'âmes errantes.)

Revenons au retour de cette âme. Même scénario que lors de mon AVC (pas de symptômes physiques lourds, cette fois-ci ! Ouf !), elle était à nouveau en moi ! Mon amie et moi l'interrogeâmes pour savoir pour quelle raison elle ne voulait pas partir dans la Lumière. En résumé cette âme m'en voulait personnellement car apparemment je lui avais causée du tort dans une vie antérieure. Du coup, elle ne me faisait pas confiance pour partir dans la Lumière. Les appels aux Anges et Archanges restent sans effet. J'en ai déduis que la loi du libre arbitre fait que les Anges n'ont pu la forcer à aller dans la Lumière. Maintenant à l'heure où j'écris, je me rends compte que ma demande n'était pas la bonne (demandez qu'ils emmènent l'âme dans la Lumière). Je demande que l'on me dise quoi faire…

C'est alors que mon amie me dit qu'on lui parle d'un dénommé Orion, c'est le nom qu'elle a notée sur sa feuille (écriture automatique). Je pense tout de suite à l'Elohim Orion (Archange).

Je décide alors de l'invoquer. Aussitôt, une énergie formidable nous enveloppe, c'est le signe de la présence d'une Entité Supérieure. J'en avais presque les larmes aux yeux tant cette énergie d'Amour était puissante. C'est alors que j'aperçois une grande silhouette très lumineuse comme un soleil et je distingue un visage aux cheveux blonds très souriant. L'Elohim Orion est venu pour m'enseigner que certaines âmes avaient besoin d'un soin ou d'une initiation pour pouvoir partir afin qu'elles soient libérées de tout ce qui les retenait encore sur Terre. Il m'a tendu une croix avec un cœur à chaque extrémité (pointes du cœur vers l'extérieur) et m'a dit que je pouvais l'utiliser pour bénir les âmes récalcitrantes en dirigeant la croix dans leur direction. Cela les aiderait à partir en demandant qu'elles soient guéries de tout ce qui les rattache encore à la Terre ou les initier si nécessaire (une initiation revient à reconnecter l'esprit de la personne avec son Moi Supérieur, ce qui la libère de son mental). Depuis lors au lieu de les libérer avant un soin sur un patient ou lors d'une initiation lors d'un stage, je demande toujours, si le soin ou l'initiation leur serait bénéfique pour les aider à changer de plans. C'est plus souvent « oui » que « non » alors qu'auparavant dans l'ignorance, je demandais tout de suite qu'elles soient libérées dans la Lumière.

Ayant mis cela en pratique, j'ai pu me défaire de cette âme après un soin et une initiation transmis grâce à la croix d'Orion ainsi qu'un acte de pardon (j'ai utilisé la Prière de Morrnah (Voir Ho'oponopono sur internet)). J'appris également qu'il était important de demander l'autorisation de les faire partir dans la Lumière car les âmes ont droit à un certain délai particulièrement lorsqu'elles viennent de trépasser (maximum 9 jours).

Si la réponse est négative, nous pouvons faire appel à une cheminée cosmotellurique (en fait un couple car elles sont toujours 2) pour qu'elle l'a prenne en charge jusqu'à ce que ce soit le moment de partir dans la Lumière. Une cheminée cosmotellurique est une entité de la nature ressemblant à un grand tourbillon muni de 2 bras.. Puis pensons à demander la guérison divine de cette cheminée une fois l'âme partie dans la Lumière.

Lorsque les âmes sont avec ou sur une personne qui vient pour un soin (ou recevoir une initiation) on peut aussi en faire bénéficier l'âme(ou les âmes), on demande à chaque fois tout simplement...Il n'est arrivé déjà qu'une partie d'un groupe d'âme soient prêtes à partir et les autres désiraient un soin avant de se faire.

Par la suite mes guides m'ont fait acheter le livre de Serge Fitz "Dossier entités" dans lequel j'ai découvert pas mal de choses que j'ignorais, notamment que si une âme refusait de partir, il était possible, après lui avoir envoyée les énergies de guérison nécessaires, de demander aux Êtres de Lumière de la placer sur un plan d'attente, ce qui oblige l'âme a quitté le plan Terrestre qu'elle le veuille ou pas.

Auteur du livre « L'homme des codes de guérison miracle » Grigori Petrovich Grabovoï (dans lequel on apprend à guérir avec les nombres), Serge Fitz donne de nombreux rituels dans son livre sur les Entités, notamment sur la magie noire et les envoûtements.

Les larves et traces énergétiques laissées par les âmes errantes :

C'est également dans cet ouvrage que j'ai découvert que les âmes nous collaient des larves et des mémoires, des traces énergétiques qui nous rendent repérables par les autres âmes perdues, en plus de nous affecter sur divers plans de notre être. Serge Fitz donne également un rituel pour s'en défaire mais nous avons d'autres méthodes simples qui fonctionnent parfaitement.

Pour éliminer les larves et les mémoires énergétiques, je fais appel aux esprits de la nature et aux animaux totems et pouvoirs pour qu'ils désintègrent en pure Lumière toutes les larves et cela fonctionne parfaitement. (On peut mesurer radiésthésiquement le nombre de larves sur soi ou un tiers.)

Pour finaliser, je demande aux Êtres de Lumière d'effacer toutes traces sur tout notre être et sur les personnes concernées...nous ne pouvons toujours nous promener avec les rituels sur nous ! Je suis certain déjà que d'autres façons de faire vous viendront à l'esprit...

Les larves sont en fait une espèce d'esprit de la nature chargées de décomposer les corps subtils des défunts en s'en nourrissant. Lorsqu'elles se collent sur un être incarné (grâce à une âme errante), elles affectent ses différents corps énergétiques et par conséquent sa personnalité, sa santé physique et mentale car elles continuent à se nourrir ne sachant rien faire d'autre à ma connaissance. Une autre fois, Maître Saint Germain m'a informé qu'il était possible de les transmuter avec la Flamme Violette. Après avoir mis cela en pratique j'ai constaté que les larves se transformaient en une entité de Lumière et qu'elles disparaissaient ensuite dans un tunnel de Lumière. Magique !

J'ai également été confronté lors d'une consultation à une larve de dimension imposante de taille comparable à celle d'un enfant de 7-8 ans. L'Archange Michaël que j'avais invoqué comme à l'accoutumé en début de séance, a alors simplement planté son épée dans la larve qui s'est aussi transformé en nuage lumineux pour se dissiper dans l'espace. Pour ceux qui l'ignorent, nous pouvons demander à l'Archange Michaël de nous prêter son épée pour agir dans ce genre de situation et bien d'autres...

Pour finir (façon de parler, on n'en aura jamais fini !), j'aimerais vous rappeler que l'Archange Azraël (Appelé plus couramment « L'Ange de La Mort ») est préposé au passage des âmes dans l'Au-delà. Nous pouvons aussi faire appel à lui lorsque nous désirons mettre un terme à quelque chose : par exemple : relation, entreprise, dépendance, etc...Je lui demande régulièrement de prendre soin de nous et de nous protéger durant notre sommeil.

Certaines âmes sont tellement remplies d'émotions négatives qu'elles deviennent la proie d'entités ténébreuses et sous leurs emprises causent beaucoup de tort aux humains ou encore aux animaux. (Oui, j'ai omis de vous le préciser les âmes peuvent également s'installer dans le corps de nos chers animaux de compagnie ou dans des cristaux.)

Pour en revenir à ces âmes, elles peuvent grâce à l'aide des forces de l'ombre envoûter et posséder une personne. Voici un rituel pour agir dans une situation semblable. Ce rituel a été rédigé au départ pour résoudre les cas de magie noire.

Rituel de désenvoûtement :

Avant de procéder à ce rituel, je vous invite à réciter avec foi et sincérité la prière de Morrnah, la fondatrice du système de guérison shamane hawaïen Ho'oponopono. Cette prière est adressée aussi bien aux âmes perdues qu'aux personnes possédées par elles:

« Créateur Divin, Père, Mère et fils qui ne font qu'un, si moi, ma famille, mes proches ou mes ancêtres vous ont offensé ou ont offensé votre famille, vos proches ou vos ancêtres en pensées, en mots, en actes et en actions depuis le début de la création jusqu'à aujourd'hui, nous implorons votre pardon...

Puisse tout cela être nettoyé, purifié et libéré.

Que tous les blocages, les mémoires, les énergies et les vibrations négatifs soient coupés.

Puissent toutes ces énergies indésirables être transmutées en pure lumière. Ainsi soit-il. »

Conseil pour bien pratiquer un rituel :

Pour qu'il soit efficace, il est important de dire le rituel avec conviction, foi et sentiment (joie, gratitude, enthousiasme, en somme un sentiment positif qui nous fait nous sentir bien. Au besoin vérifiez-le par voie radiesthésique ou grâce à vos canaux de communications avec le Divin par exemple, et vous saurez si le rituel a été fait correctement. Si non, il faut le refaire autant que nécessaire. Demandez aussi au Créateur s'il est nécessaire de le répéter plusieurs fois ou sur une période donnée.

Avant de procéder au rituel, il convient de demander si nous avons l'autorisation Divine pour le faire et si c'est le bon moment pour le faire. En cas de réponse négative, demandez s'il est possible de le faire à un autre moment. Sinon utilisez une autre méthode.

Centrez-vous dans le chakra cœur, soyez dans le moment présent pour être relié à votre Moi Supérieur pour bénéficier automatiquement de la protection Divine et du Pouvoir Illimité du Créateur.

Puis passez votre commande :

« **Créateur de Tout ce qui Est, je commande que tous les envoûtements, sortilèges ou sorts dirigés sur « prénom, nom » soient à présent conjurés, extirpés, annulés, guéris à tous les niveaux de son être et placés dans la Lumière Divine pour être remplacés par les programmes Divins appropriés. Nous confions toutes les mémoires, les programmes, les causes et les conséquences de tout ceci à notre Saint Esprit Bien-Aimé (Moi Supérieur) pour les guérir. Merci, c'est accompli, c'est accompli, c'est accompli !**

Que toutes les entités malfaisantes, négatives, ténébreuses ainsi que tous les esprits rattachés à la Terre liés à ces maléfices soient à présent chassées de « nom, prénom » et placées dans la Lumière Divine pour y être guéris ou anéantis. A l'auteur ou aux auteurs de ces maléfices, je commande qu'ils soient en permanence baignés dans la Lumière Divine jusqu'à ce qu'ils cessent toutes activités occultes à l'encontre de « nom, prénom ».

Que tous les êtres et objets ayant servis à ces actions soient purifiés, guéris, transmutés et libérés de toutes traces et mémoires consécutives. Si cela n'est pas possible qu'ils soient neutralisés définitivement. Que tous ces objets et supports soient à présent consacrés à la Gloire de Dieu et qu'aucune force contraire ne puisse jamais plus s'en emparer.

Que chaque nouvelle tentative de magie noire à l'encontre de « nom, prénom » et de ceux qui l'ont libéré soit systématiquement annihilée et conjurée par la Grâce Divine et que l'(es) auteur(s) soit à chaque fois baigné dans la Lumière Divine jusqu'il cesse tout agissement. »

Visualisez chaque étape en étant témoin de l'action Divine et ressentez lorsque tout est accompli. Puis dites :

« Nous remercions le Créateur et tous ceux qui ont permis cette libération et cette guérison. »

NB : Il est important de dire le rituel avec cœur. Au besoin vérifiez-le par voie radiesthésique ou grâce à vos canaux de communications avec le Divin par exemple, et vous saurez si le rituel a été fait correctement. Si non, il faut le refaire.

En plus des méthodes données dans les chapitres précédents en voici quelques autres.

Utiliser les pierres pour la prise en charge des esprits rattachés à la Terre :
La rhodocrosite, la shungite, la staurotide, la kimberlite et la luxullianite ainsi que le quartz peuvent être programmés pour protéger notre aura de tout contact avec les âmes et les entités nuisibles. D'autres pierres ont cette faculté.

Méthode :
Après avoir purifié, chargé, consacré et programmé la pierre pour qu'elle soit automatiquement et constamment purifiée et rechargée, nous allons la programmer de la manière suivante :
« En accord avec la Volonté Divine, je demande à l'Être cristal en charge de cette pierre de collaborer avec tous les Esprits bienveillants de l'Univers pour que tous les esprits rattachés à la Terre soient automatiquement pris en charge de façon adéquate.

Qu'il en soit ainsi désormais et durant toute la vie de cette pierre. Ainsi soit-il et il en est ainsi, merci Seigneur ! »

NB : les pierres utilisées en énergétique ont une certaine durée de vie. Il nous appartient de vérifier régulièrement si elle est toujours vivante (par exemple avec le pendule).

Chacun peut adapter la formule ci-dessous en fonction des termes correspondants à ces croyances personnelles.

Nous avons également la possibilité de disposer sur notre lieu de vie ou de travail un certain nombre de pierres ainsi programmées. Il suffit de demander la quantité requise ainsi que leur emplacement. Cela peut se faire à l'intuition ou avec un pendule par exemple sur un plan des lieux ou directement sur place.

FORMULE DE CONSECRATION DES PIERRES, CRISTAUX ET PENDULES :

Nouvelle Version 2013

Également valable pour tout objet et lieu. A répéter 3 fois après purification et rechargement des pierres lors de leur acquisition.

« Par la Toute Puissance Illimitée du Grand Nom de Dieu Yod Hé Vau Hé, par la Toute Puissance de la Mère Divine et du Verbe Magique Vivant, que toutes les entités négatives, ténébreuses, maléfiques soient à jamais chassées de ces pierres, de ces cristaux, de ce pendule : que ces entités soient automatiquement prises en charge par le Divin pour être guéries, transmutées, chassées, anéanties ou déplacées vers des plans spécifiques à chacune selon ce qui est le plus approprié conformément aux lois Divines. Que tout esprit rattaché à la Terre qui investirait ce cristal (pendule, pierre, objet) soit instantanément guéri, transmuté, ou déplacé dans la dimension lui convenant ou encore anéanti si nécessaire en accord avec la Volonté Divine.

Je vous consacre ces pierres, ces cristaux, ce pendule, O Seigneur Dieu, O Père Céleste, O Mère Divine, O Christ, O Saint Esprit, pour votre honneur, pour votre gloire, pour la Lumière et qu'aucune force contraire ne puisse plus jamais s'en emparer. Ainsi soit-il, et il en est ainsi pour le plus Grand Bien de Tous. Merci !»

Le terme « Christ » réfère à l'énergie d'Amour Source, à l'essence Divine (Moi Divin) en chacun et « Saint Esprit » à l'énergie de Sagesse de la Source ainsi qu'à notre Moi Supérieur.

Si les termes utilisés dans cette formule vous dérange dans vos convictions en voici une autre dont vous pourrez vous inspirez en utilisant des termes conformes à vos croyances :

« Par la Toute Puissance Illimitée des forces universelles de la Lumière, que toutes les entités négatives, néfastes ou disqualifiées soient à jamais chassées de ces pierres (ces cristaux, ce pendule, ce lieu, etc.). Qu'elles soient libérées, guéries, transmutées ou déplacées dans des dimensions appropriées à chacune d'elle. Que tout esprit rattaché à la Terre qui investirait ce cristal (pendule, pierre, objet) soit instantanément guéri, ou transmuté, ou déplacé dans la dimension lui convenant ou encore anéanti si possible en accord avec les lois universelles.

Je consacre ces pierres (ces cristaux, ce pendule, ce lieu, etc.) aux forces universelles de la Lumière pour le plus grand bien de tous ! Ainsi soit-il et il en est ainsi ! »

Chacun(e) a la possibilité de créer sa propre formule de sorte que les pierres consacrées (ou autres) ne puissent plus jamais servir à autre chose que pour le bien de tous.

Formule pour programmer un cristal ou un pendule pour qu'il soit toujours pur et chargé :

Après purification/rechargement et consécration.

Une autre possibilité que j'ai testée personnellement -comme le reste d'ailleurs-, c'est de programmer le pendule après l'avoir purifié, rechargé et consacré. Voici la formule :

« Que cette pierre/ cristal/ pendule soit toujours enveloppé dans une sphère de Lumière Divine purificatrice, régénératrice et protectrice. Qu'il soit infusé en permanence par la fréquence d'Amour Lumière appropriée pour mon plus grand bien et celui de tous. Ainsi soit-il et il en est ainsi ! Merci !»

Autre exemple de formule :

« Que ce pendule (pierres, cristaux, objets) soit toujours enveloppé dans une sphère de Lumière protectrice. Qu'il soit toujours purifié et rechargé par les énergies d'Amour-Lumière pour mon plus grand bien et celui de tous ! »

NB : toutes formules doivent être prononcées avec conviction, intention et respect pour un maximum d'efficacité, de préférence trois fois.

La Flamme Violette : un remède à la magie noire.

Comme j'en ai conseillé l'usage précédemment pour la transmutation des larves et des mémoires, la Flamme Violette peut également servir à la libération des actes de magie noire.

Nous commençons par la déverser sur nous-même puis sur la (ou les) victime en demandant que soient transmutées toutes les mémoires, causes et conséquences de ces attaques occultes. Nous faisons de même pour tous les objets, lieux et entités impliqués, puis sur la personne ou le groupe de personnes pratiquant ces actes de magie jusqu'au commanditaire de cette action. Demandons au maître Saint Germain de poursuivre cette action jusqu'à ce que cela cesse définitivement.

C'est une question que l'on m'a posé à plusieurs reprises. Certains de mes stagiaires se plaignaient d'être sollicité au quotidien par des âmes perdues et n'acceptaient plus cela allant jusqu'à ne plus supporter cet état de fait.

J'avoue que dans un premier temps, j'ai cherché à élaborer des formules de protection pour y palier mais il s'avère qu'avec le temps aucune ne demeurait efficace. Je finis par comprendre que cela n'était pas la solution car le Créateur ne pouvait permettre que ses enfants soient rejetés d'une manière ou d'une autre. Par conséquent, il me parut plus importun de faire comprendre cela aux personnes concernées et de les aider à se libérer des émotions négatives qui leur donnaient envie de rejeter leurs semblables parce que leur mental les incitait à le faire. En ne donnant plus de pouvoir à leur mental, la loi d'attraction qui répondait à leurs « j'en ai marre » en leur donnant encore davantage l'occasion d'en avoir marre et donc de leur adresser toujours plus d'âmes à libérer, cessa de faire son office. En optant pour des solutions de prise en charge automatique de ces chers esprits égarés (les âmes), ils mirent fin à leur tourment.

Les enfants et les esprits invisibles :

Lorsque nous sommes enfants, nos perceptions extrasensorielles sont encore naturellement activées et ceci jusqu'à l'âge de 7 ans en moyenne. Ce qui explique dans certains cas que bon nombre d'enfants ont peur du noir.

Les témoignages ne manquent pas d'enfants racontant qu'ils voient et parlent avec un proche disparu ou encore voient des ombres noires effrayantes. Bien souvent, dans les meilleurs des cas, leurs parents leurs disent qu'il s'agit du fruit de leur imagination ce qui a pour conséquence de bloquer leurs capacités de clairvoyance et de clairaudience la plupart du temps lorsqu'ils choisissent d'adhérer à la croyance des adultes. Mais lorsqu'ils ne le font pas et qu'ils persistent dans leurs « histoires », les adultes pensent qu'ils sont sujets à des troubles mentaux. Ce qui est la plupart du temps confirmé et diagnostiqué par la médecine conventionnelle.

De par ma pratique de guérisseur, j'ai eu l'opportunité d'aider ces enfants et leurs parents à comprendre ou du moins à admettre que somme toute cela tenait davantage de la normalité - de mon point de vue s'entend - que de troubles psychiatriques. En expliquant aux enfants que les adultes n'avaient pas la capacité de voir les entités de l'invisible comme eux, je leur transmettais également certaines connaissances parmi celles que je partage avec vous dans ce livre pour les aider à faire face aux situations apeurantes lorsqu'ils étaient face à des entités ténébreuses ou des âmes perdues (qui n'ont pas rejoint la Lumière ou ce que l'on appelle également le plan des âmes). Habituellement, je leur présente l'Archange Michaël qui ne manque aucun de nos appels. Sans exception tous les enfants que j'ai eu en consultation ont vu et discuté sans difficultés avec Michaël. En les invitant à faire systématiquement appel à lui lorsqu'ils avaient peur ou besoin de se sentir en sécurité, cela suffit à résoudre leur « problème ». Je leur enseigne aussi à utiliser la Lumière pour éloigner ou désintégrer les entités sombres, les transformant ainsi en « super héros » équipé d'une arme de Lumière. Il est également important de leur expliquer qu'il ne convient pas de parler de « ces choses » avec n'importe qui. Qu'il serait avisé de poser la question à l'Archange Michaël ou n'importe quel Être de Lumière pour savoir à qui ils peuvent en parler. Egalement de lui demander son aide et ses conseils dans toutes les situations de leur vie qui leurs posent des problèmes. Grâce au Ciel, j'ai pu ainsi éviter à certains d'être traité ou interné en psychiatrie selon les avis médicaux donnés aux parents au demeurant rassurés par mes propos. Et surtout de reprendre une vie normale en conservant toutes leurs capacités « paranormales » dont nous sommes tous dotés.

Pour anecdote, certains parents ont même tiré profit du don de leur enfant pour échanger avec leurs chers disparus en contact avec l'enfant et de constater que ce que leur transmettait l'enfant était exact. Comprenez aussi que ceci n'est pas toujours le cas et qu'il est judicieux à mon avis de consulter aussi bien son médecin qu'un thérapeute non conventionnel susceptible de faire la part des choses.

Les adultes dont les dons de clairvoyance ou autres sont subitement activés ont bien souvent plus de mal à les gérer que les enfants mais fort heureusement nous sommes de plus en plus nombreux à pouvoir leur apporter notre aide. Mais malheureusement une majorité est traitée allopathiquement pour ce que la médecine diagnostique comme des troubles mentaux.

Néanmoins je reste optimiste à ce sujet car le « paranormal » est de plus en plus traité avec sérieux par les médias et cela de façon positive en dépit de l'opposition de certains membres de la communauté scientifique et médicale.

Conclusion :

Voici quelques outils et connaissances qui je le souhaite vous permettront de comprendre et de faire face à toutes les situations que vous pourrez rencontrer au cours de votre vie, Namasté, Roland.

PETIT MANUEL DU PENDULE

Le pendule est à mon sens un outil très précieux pour la thérapie et les travaux d'harmonisation. C'est pour cela que j'enseigne son utilisation lors de toutes les formations. Que ce soit pour « diagnostiquer » l'état d'un lieu, d'un objet, d'une pierre, d'une personne, etc., ou connaître les réponses à nos questions de tout ordre, le pendule est là pour nous connecter aux informations désirées. Il sert également à vérifier notre intuition et notre travail dans le domaine énergétique. Voici les bases d'une bonne utilisation, avec quelques conseils personnalisés faisant référence à mon expérience personnelle. Ne vous étonnez point de découvrir différentes méthodes pour pratiquer la radiesthésie. Il s'agit d'opter pour celle qui nous parle le plus car chacune diffère par rapport à l'expérience du radiesthésiste et de son niveau d'évolution spirituelle. Il ne s'agit pas de porter de jugement mais simplement de chercher à évoluer dans ce domaine et vous constaterez que ce nous tenions pour vrai hier, ne l'est plus aujourd'hui.

Choix du pendule :

Pour nos besoins dans le domaine énergétique et thérapeutique, il convient de choisir un pendule émetteur-récepteur avec l'extrémité en pointe pour plus de précision lors des recherches sur des planches de radiesthésie. Peu importe la matière dont il est fabriqué, puisqu'il n'existe pas de pendule insaturable à ma connaissance. Il faut simplement se laisser attirer par le pendule qui nous plait visuellement. Que ce soit sur Internet d'après une photo, ou dans une boutique spécialisée, cela importe peu.

Qui peut utiliser un pendule ?

A vrai dire, tout le monde a le potentiel pour le faire. Mais pour certains cela demande de la pratique pour ne pas laisser le mental interférer, voir même bloquer le pendule. Parfois, il suffit de trouver « le » pendule qui nous convient pour constater nos dons alors qu'aucun autre ne répondait auparavant ou difficilement.

Préparation d'un pendule :

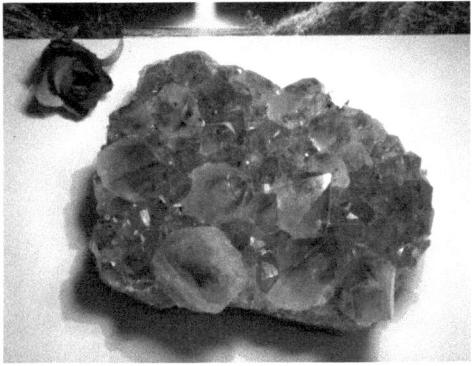

Amas cristallin d'améthyste.

Un pendule quel que soit sa matière ou son onde de forme peut soit se charger négativement ou de toutes les façons se décharger énergétiquement. Il convient donc de le purifier et le recharger régulièrement. Vous pouvez utiliser par exemple un amas cristallin d'améthyste, un triskel ou l'Invocation Majeure (fournie en annexe). Il faudra laisser le pendule une dizaine de minutes sur l'amas, alors que sur le triskel ou l'Invocation Majeure, quelques secondes suffisent. Une autre possibilité que j'ai testée personnellement -comme le reste d'ailleurs-, c'est de programmer le pendule après l'avoir purifié, rechargé et consacré.

Si vous savez utiliser les énergies pour soigner en tant que guérisseur, magnétiseur, shamane, praticien Reiki ou autre système de guérison, il vous suffit de laisser couler l'énergie sur le pendule que ce soit avec votre regard ou vos mains. Il suffit d'émettre l'intention de purifier et de charger le pendule, cela se fait en quelques instants.

Si vous avez plusieurs pendules, pierres ou objets à purifier et à recharger, il n'est pas nécessaire de le faire un par un, heureusement ! Faites la demande aux Êtres de Lumière ou au Créateur pour qu'ils le soient tous simultanément ou mettez l'intention d'envoyer l'énergie sur l'ensemble des choses que vous désirez purifier et recharger. Qu'ils soient devant vous ou disséminés dans votre habitat, croyez qu'il en sera ainsi. Vous pourrez le constater ensuite avec votre pendule. Même si vous ne croyez pas à l'existence des Êtres de Lumière, pourquoi ne pas faire la demande, vous verrez bien que cela fonctionne !

Sachez aussi que des entités peuvent se retrouver dans un cristal, un pendule ou un objet comme dans n'importe quel lieu.. Cela peut paraître évident pour certains mais je préfère le souligner. J'emploie le terme « Esprits rattachés à la Terre » en référence aux différentes entités néfastes pour l'homme, les entités disqualifiées (comme par exemple les esprits de la nature qui peuvent être guéries) ainsi que les âmes errantes qu'il convient de diriger avec l'aide des Êtres de Lumière vers les plans de Lumière.

Voici un exemple de demande : « Je demande que tous les esprits rattachés à la terre présents dans ce pendule (pierres, objets ou lieu) soient sans exceptions toujours pris en charge par les Êtres de Lumière de manière appropriée à chacun. Qu'il soit guéri et libéré de toutes traces, mémoires et énergies négatives laissées par ces esprits. Qu'il en soit toujours ainsi pour la gloire du Très-haut et il en est ainsi ! »

Créer votre propre demande si celle-ci ne vous parle pas en vérifiant qu'elle est bien complète et efficace.

L'étape suivante consiste à consacrer le pendule au Divin ou selon vos croyances aux forces du bien, à la Lumière, etc. Il est important de le faire pour qu'il ne puisse servir le côté obscur.

Voici quelques exemples de formules. Il va de soi que chacun peut créer la sienne en fonction de ses croyances et de sa façon de s'exprimer :

FORMULE DE CONSECRATION :

Pour rappel, la consécration peut être utilisée pour les pierres, les objets ou un lieu. Il est nécessaire de commencer par la purification et le rechargement, la libération des esprits rattachés à la Terre avant cette étape.

Toute formule, rituel ou prière doit être énoncé avec foi, sincérité et gratitude, j'ajouterais même avec amour pour être efficace. On peut réciter la formule mentalement ou à haute voix. Vérifiez à la fin avec le pendule si la consécration a été bien faite, si non répétez-la autant de fois que nécessaire.

« Je vous consacre ce pendule (ces pierres, ces objets, ce lieu), O Seigneur Bien-aimé, O Père Céleste, O Mère Divine, O Christ, O Saint Esprit, pour votre honneur, pour votre gloire, pour la Lumière et qu'aucune force contraire ne puisse plus jamais s'en emparer. Ainsi soit-il, et il en est ainsi pour le plus Grand Bien de Tous. Merci !»
Chacun(e) a la possibilité de créer sa propre formule de sorte que les pierres consacrées (ou autres) ne puissent plus jamais servir à autre chose que pour le bien de tous.
Nous pouvons également consacrer toute chose à un Être de Lumière spécifique de notre choix (Bouddha, Marie, Mahomet, un archange, etc) ou encore à une vertu telle que l'amour inconditionnel, la joie, la santé, la richesse, l'abondance, la bonté, la guérison, etc.

Formule pour programmer les pendules, pierres, et objets pour qu'ils soient toujours purs et chargés positivement :
Après purification/rechargement/libération et consécration.
Une autre possibilité que j'ai testée personnellement -comme le reste d'ailleurs-, c'est de programmer le pendule pour qu'il soit toujours pur et chargé positivement, ce qui le rend plus fiable et toujours juste.
Voici un exemple de formule :
« Que ce pendule (pierre, objet) soit toujours enveloppé dans une sphère de Lumière Divine purificatrice, régénératrice et protectrice. Qu'il soit infusé en permanence par la fréquence d'Amour Lumière appropriée pour mon plus grand bien et celui de tous. Ainsi soit-il et il en est ainsi ! Merci !»
Autre exemple de formule :

« Que ce pendule (pierres, cristaux, objets) soit toujours enveloppé dans une sphère d'énergie Lumière protectrice. Qu'il soit toujours purifié et rechargé par les énergies d'Amour-Lumière pour mon plus grand bien et celui de tous ! »

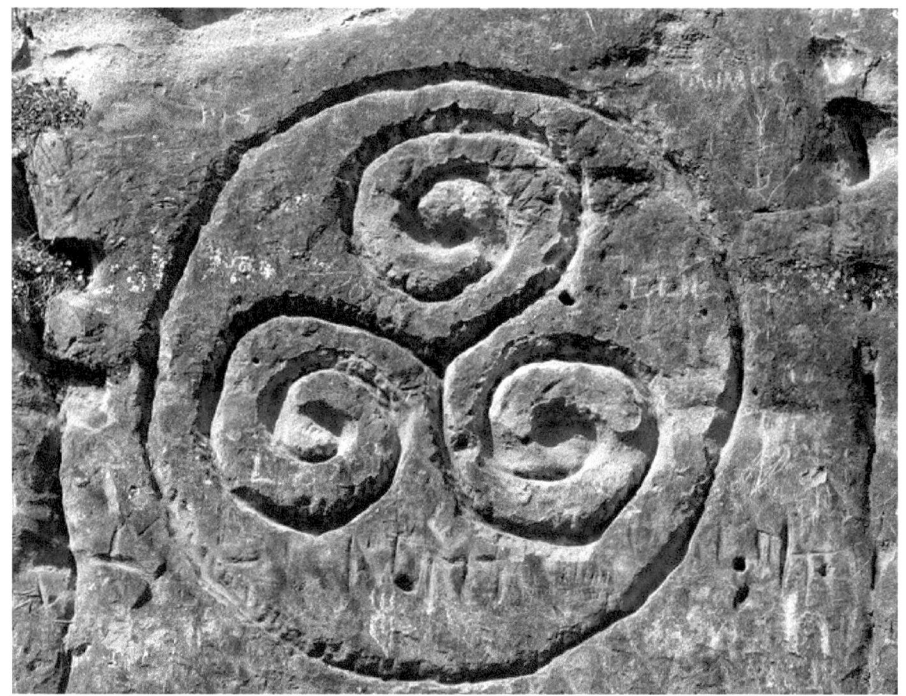

Triskel

Précautions à prendre avant l'interrogation d'un pendule : la protection

Lorsque nous interrogeons le pendule, il se connecte à certaines énergies en rapport avec votre questionnement. Il les capte qu'elles soient positives ou négatives.

Il convient donc de se protéger avant toute séance. Si vous êtes thérapeute et que vous utilisez des techniques de protection, mettez-les en place avant la séance.

Sinon, invoquez la protection Divine ou celle d'un Être de Lumière que vous affectionnez, ou les Anges, etc. C'est de loin la protection la plus efficace.

Il est également important de demander aux Êtres de Lumière de faire en sorte que rien ne puisse perturber la justesse des réponses ou mesures faites au pendule
A ma connaissance, il n'existe aucune pierre de protection efficace à 100 % mais il est toujours bon de s'en munir en demandant aux élémentaux de ces pierres ou cristaux (que je nomme « Être cristal »), d'activer une protection maximale autour de vous, sur vous et en vous.

Rappelez-vous qu'un pendule peut également servir de refuge à une âme errante ou une entité ce qui fausse bien sûr son utilisation. Demandez la libération des esprits rattachés à la terre bloqués actuellement dans le pendule. Pour se faire adressez-vous au Créateur ou à un Être de Lumière de votre choix par exemple l'Archange Michaël. NB : les pierres et les cristaux peuvent également emprisonnés des esprits rattachés à la Terre.

Exemple de pierres de protection :

- Ægyrine : protection attaques psychiques
- Apatite : protections perturbations géobiologiques
- Aventurine : protection contre les influences dominatrices et les intimidations de l'entourage
- Barytine (Baryte) : protection contre soi-même et les influences négatives
- Calcédoine bleue : protection contre les sortilèges
- Calcédoine noire : protection contre les entités négatives
- Chiastolite : protection contre le mauvais œil, entités ténébreuses, magie noire
- Cornaline : protection contre le mauvais œil, malchance, énergies négatives
- Cristal de roche : protection contre les énergies négatives de l'entourage et de l'environnement
- Galène : protection contre les rayonnements radioactifs, rayons X, antenne relais, pylône électrique, forces occultes, problèmes géobiologiques, ondes négatives
- Jais : protection contre les forces occultes, influences néfastes en général
- Jaspe : protection de l'aura
- Labradorite : protection contre le pompage (vampirisme) énergétique, énergies négatives des personnes
- Lapis Lazuli : protection contre les critiques et les jugements de l'entourage
- Larvikite : protection contre les énergies négatives de l'entourage et les entités ténébreuses
- Larimar : protection contre les énergies négatives de l'entourage et les entités ténébreuses
- Obsidienne : toutes les énergies négatives
- Obsidienne œil céleste, mentogochol et spider : protection contre les attaques occultes, âmes errantes, entités, protection de l'aura

- Œil de tigre : bouclier contre les énergies et influences négatives
- Œil de taureau : protection contre le vol
- Œil de faucon : protection contre les agressions physiques
- Pétalite : contre les énergies négatives, la magie noire et les entités
- Péridot : protection de l'aura contre toute négativité ambiante, vampirisme énergétique
- Pierre de lune : contre les énergies négatives de l'entourage
- Porphyre impérial : protection contre les énergies négatives, électromagnétiques, géobiologiques, entités, forces occultes, envoûtements, mauvais sort
- Quartz fumé : protection contre les énergies négatives
- Rutile et quartz rutile : protection contre les énergies négatives des personnes
- Serpentine : protection contre les agressions et les accidents
- Soufre : protection contre les énergies négatives et les entités
- Spectrolite : idem labradorite
- Spinelle noir : protection contre les énergies négatives, les entités, attaques occultes
- Staurotide : protection de l'habitat, contre la possession par des âmes errantes
- Stibine : protection contre les forces occultes, entités ténébreuses, magie noire
- Tantalite (colombite) : protection contre le vampirisme énergétique
- Tectite : protection du voyageur, contre les agressions et les accidents
- Tourmaline noire et quartz tourmaline noire : protection contre les énergies électromagnétiques, les énergies négatives en général
- Turquoise : protection contre les énergies négatives, protège l'entourage de notre négativité, contre les accidents de voiture (véhicules)

NB : aucune pierre ne protège ni des retours karmiques, ni des choix d'expérience de l'âme et de la loi d'attraction.

Quelle est la pierre de protection la plus puissante ? : Cela demande à être déterminé spécifiquement pour chaque personne et en fonction des situations. Utilisez un pendule ou laissez-vous appeler par la pierre visuellement.

Les différentes réponses données par un pendule :
Lors de la première utilisation du pendule, il convient d'interroger le pendule pour savoir de quelle manière, il répond « oui », « non », « ne sait pas ou pas le droit de savoir » « question imprécise ».
Notez les différents modes de réponse du pendule. S'ils sont à votre convenance, adoptez-les. Si non, il est possible de programmer le pendule pour qu'il réponde de la manière que vous désirez : si vous voulez qu'il tourne dans le sens des aiguilles d'une montre pour une réponse positive par exemple, dites « pendule désormais tu tourneras à droite lorsque la réponse est oui ».

Une fois la protection en place :
La première chose à demander est : « Pendule puis-je t'utiliser maintenant? ».
Il arrive que ce ne soit pas le bon moment, soit parce que notre forme physique n'est pas idéale ou que la question n'obtiendra pas de réponse à ce moment-là.

Demandez si vous pouvez poser la question plus tard dans la journée ou un autre jour. « Quand puis-je t'interroger? », « Cet après-midi, » « demain ? » un autre jour ? » etc.
NB : Pensez également à tester le pendule en lui posant des questions dont vous connaissez la réponse.
Une fois l'accord du pendule validé, posez votre question. Elle doit être claire et précise de sorte que les seules réponses possibles soit « oui » ou « non » si vous n'avez pas de réponse positive ou négative, posez la question différemment.
Afin de neutraliser le mental, je conseille toujours de projeter avec les yeux un faisceau de lumière comme un projecteur sur le pendule. Nous pouvons aussi compter ; 1,2,3,4,5, etc. Cela déconnecte le mental et le cerveau émotionnel qui peut aussi influencer la réponse.

Le bras et la main doivent être parfaitement détendus et l'esprit détaché du résultat. Il est aussi impératif de rester toujours neutre et en bonne maîtrise émotionnelle. Se concentrer sur sa respiration en la rendant lente et profonde est aussi un excellent moyen de se déconnecter du mental.

Evitez les questions qui vous affectent personnellement ou à propos de quelqu'un que vous aimez ou détestez pour ne pas influencer et fausser le résultat. Vous pourrez le faire une fois que vous aurez une bonne pratique de la maîtrise émotionnelle.

Nous éviterons d'enfreindre l'intimité ou les secrets d'autres personnes sans leur consentement. Utiliser le pendule pour des motifs louables est toujours préconisé car c'est le meilleur moyen de se préserver de tout retour karmique.

Détection des émissions négatives ou positives d'un lieu, d'un objet, de la nourriture, etc. :

« Pendule indique-moi la qualité des énergies de… ! ».

Pour « positif », il répondra comme pour « oui » et pour « négatif » comme pour non.

Pour neutre, il répondra d'une autre manière que les 2 précédentes.

Vous pouvez aussi lui demander comment il indique que les énergies sont positives, négatives ou neutres.

Mesurer avec un pendule :

Pour les mesures vous pouvez le diriger à votre guise.

Exemple pour la mesure du taux vibratoire avec le cadran suivant (le taux vibratoire se mesure en unité Bovis) : dites au pendule d'osciller d'avant en arrière sur le tableau en partant pointe sur le centre du tableau et de s'arrêter lorsqu'il arrive à la bonne mesure.

Un pendule se dirige simplement par l'intention, à notre demande, il fera toujours ce que nous demanderons.

Par exemple : demandez simplement au pendule de répondre positivement ou de la manière que vous lui suggérez lorsqu'il est sur la bonne mesure.

Tableau de mesure des taux vibratoires en unité Bovis :

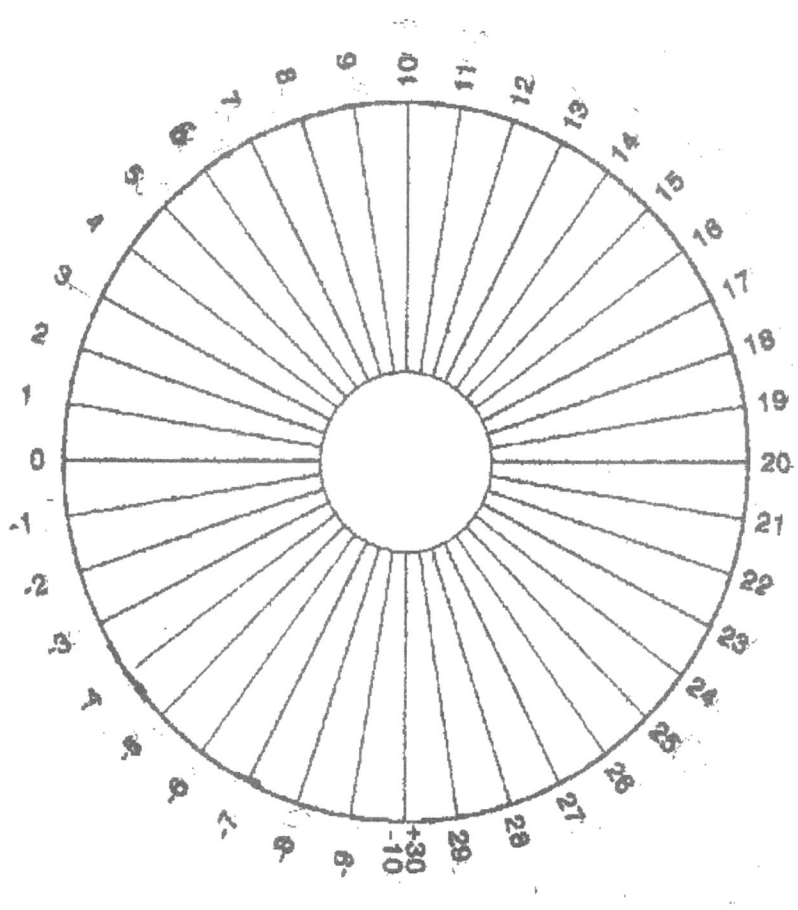

Quel est le taux vibratoire de … ? UB = unité Bovis

Demandez : « Quelle convention d'unité de mesure UB dois-je utiliser ? » : centaines,milliers, dizaines de mille, centaine de mille, million, dizaine de millions, centaines de millions, milliards, dizaine de milliards, centaine de milliards, billions, dizaine de billions, centaine de billions, billiard, dizaine de billiard, centaine de billiard, trillions, dizaine de trillions, centaines de trillions, trilliard, dizaine de trilliard, centaine de trilliard, quadrillion,…etc.

Demandez au pendule de répondre positivement lorsque vous avez énoncé la bonne mesure puis placez le pendule au centre du cercle et laissez le pendule osciller d'avant en arrière jusqu'à ce qu'il s'arrête sur la bonne mesure. Si l'unité de mesure à utiliser est le billion vous saurez que lorsque le pendule s'arrête sur le 17 que le taux vibratoire est de 17 billions d'UB.

<u>Tableau de mesure des pourcentages énergétiques:</u>

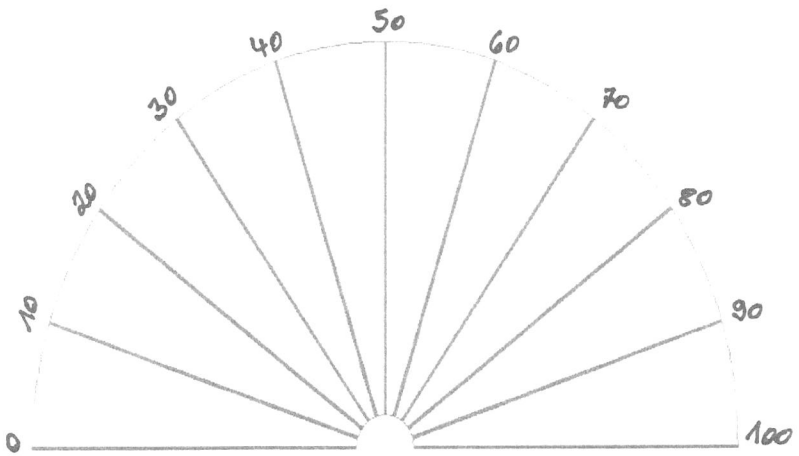

Quel est le pourcentage d'énergie activée dans ce secteur ?

Autre utilisation : mesure de l'énergie contenue dans les chakras, pourcentage d'énergie vitale dans l'alimentation, les boissons, …

En utilisant une règle, posez la question : « quel est le taux vibratoire de « prénom » en ce moment ? »

« Quelle unité dois-je utiliser ? »

Centaines d'unités Bovis ? Milliers d'unités Bovis ? Etc.

Selon la réponse, faites la convention : 1 cm égale mille unité Bovis si la réponse est par milliers d'unités Bovis. Avancer avec le pendule le long de la règle en partant de zéro en lui demandant de tourner dans le sens des aiguilles d'une montre lorsqu'il se trouve sur la bonne mesure ou d'arrêter d'avancer.

Pour l'utilisation de cadran circulaire ou demi-circulaire, demandez au pendule d'osciller d'avant en arrière jusqu'à la bonne réponse et de tourner dans le sens des aiguilles d'une montre pour indiquer la bonne réponse. Faites la convention que vous désirez, le pendule répondra en fonction de votre demande.

Les unités Bovis sont utilisées pour déterminer le taux vibratoire d'une personne, d'un lieu, d'un objet, d'une pierre, etc. C'est-à-dire l'énergie présente au moment de la mesure.

Veuillez noter qu'une mesure peut être négative. Par conséquent avant de mesurer demandez si le taux vibratoire est inférieur à zéro. Si c'est le cas, vous pouvez utiliser un cadran comportant des mesures négatives.

Actuellement (avril 2014) un taux vibratoire inférieur à 2000 UB indique la présence d'esprits rattachés à la Terre. Lorsque le taux vibratoire est à zéro, cela indique soit que la personne est décédée soit qu'elle est possédée par une entité. Vous pouvez ensuite demander s'il s'agit d'une âme errante, d'un esprit de la nature, d'une entité ténébreuse ou d'un démon.

Important : utilisez votre pendule avec respect et uniquement pour des choses d'importances. Ce n'est pas un jouet, ni un moyen de satisfaire sa curiosité, de gagner aux jeux de hasard ou de s'immiscer dans la vie privé des autres sans qu'ils nous le demandent personnellement. Faites appel à votre sagesse avant toute utilisation. Il est une connection au monde divin…

Conseil : je vous invite à posséder de préférence au moins 2 pendules. En effet, la durée de vie d'un pendule n'est pas illimitée quelle que soit la matière dont il est fait (bois, métal, pierre, etc.).

Vous pourrez ainsi utiliser votre 2ème pendule pour vérifier s'il est encore juste ; c'est-à-dire s'il émet positivement.

Si toutefois vous n'avez qu'un seul pendule pour faire vos premier pas, posez-lui des questions dont vous connaissez la réponse pour constater s'il répond juste ou non.

Consultation et harmonisation :

Lorsque vous avez terminé une étude, une voyance ou une consultation, utilisez votre pendule pour savoir si votre étude est juste ou pas. Demandez que votre guide ou un Être de Lumière réponde par le biais du pendule. En cas de réponse négative, recherchez l'erreur ou les erreurs ou encore un ou plusieurs oublis. Demandez quel est le nombre d'erreurs ou d'oublis et révisez votre travail.

Grâce au pendule, vous devenez indépendant et vous avez la possibilité de remédier par vous-même à toute erreur ou oubli. Avec de la pratique vous serez guidés pour trouver les astuces vous permettant de travailler plus rapidement.

Vous avez des questions ? Pensez à utiliser le pendule pour avoir la réponse !

Conclusion :

Les utilisations du pendule sont innombrables et si vous approfondissez ce domaine vous constaterez l'étendue de son champ d'action.

Vous pouvez créer ou acheter des tableaux de radiesthésie pour tout ce que vous désirez : par exemple pour les Fleurs de Bach, les pierres, les aliments, etc.

L'Invocation majeure :

Voici une prière transmise par le maître Djwhal Khul dit le tibétain. Les termes utilisés ne font référence à aucune religion mais uniquement à la science initiatique. L'invocation est encodée énergétiquement, ce qui implique de respecter le texte tel qu'il est écrit et de ne rien modifier si l'on désire bénéficier de ses actions bienfaisantes.

Elle permet de transmuter tout ce que l'on pose dessus. Vous pourrez l'utiliser aussi bien pour les pierres que les pendules, et bien sûr la nourriture, les boissons…Vous pourrez vérifier tout cela avec votre pendule. Il n'est pas nécessaire de lire la prière, sa présence suffit.

Cette prière récitée 3 fois de suite recentre tous les corps, équilibre et ouvre tous les chakras. Par sa simple présence, elle positive toutes les ondes telluriques, électriques et électromagnétiques. A placer sous le matelas pour bien dormir. Sous les écrans d'ordinateur, les postes de télévision, four à micro-ondes et téléphones cellulaires, elle annule et transmute les effets négatifs des rayonnements. Annule et positive tous les endroits où il y a des noeuds (croisements Hartmann). Recentre. Guérit un organe en mettant la prière dessus. Sous une table de massage, sous un lit, etc...

NB : on peut substituer AUM à OM dans la prière.

INVOCATION MAJEURE

De la présence sublime en nos cœurs,

Ô Christ, Ô Rédempteur,

Reçois la flamme ardente de notre grand amour !

De la présence réelle qui couronne nos esprits,

Ô Christ, Ô Tout Puissant,

Accueille la lumière naissante et le pouvoir éveillé !

Du timide embryon de notre intelligence,

Ô Rédempteur, Ô Saint,

Fabrique ton bâton de pèlerin, fais tisser ton manteau !

Car nous voulons fermer pour toujours la porte au mal,

Ô Christ, Ô notre Frère,

Montres-nous ta face et tends-nous la main !

Que la Lumière, l'Amour et le Pouvoir du Père

Se manifestent par ton intermédiaire

Sur nous, en nous et par nous

Eternisant le Plan sur la Terre !

OM, OM, OM !

-

Tables des Matières

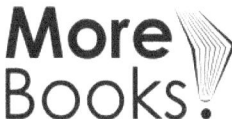

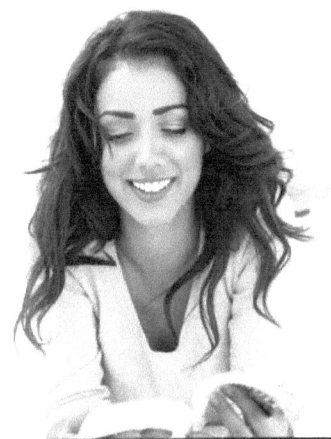

I want morebooks!

Buy your books fast and straightforward online - at one of world's fastest growing online book stores! Environmentally sound due to Print-on-Demand technologies.

Buy your books online at
www.morebooks.shop

Achetez vos livres en ligne, vite et bien, sur l'une des librairies en ligne les plus performantes au monde!
En protégeant nos ressources et notre environnement grâce à l'impression à la demande.

La librairie en ligne pour acheter plus vite
www.morebooks.shop

info@omniscriptum.com
www.omniscriptum.com

OMNIScriptum

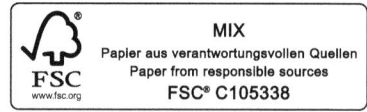

MIX
Papier aus verantwortungsvollen Quellen
Paper from responsible sources
FSC® C105338

Printed by Books on Demand GmbH, Norderstedt / Germany